D1873523

Aktiv gegen den Krebs!

humboldt
Ratgeber

*Krebs ist eine Krankheit, die jeden von uns treffen kann. Die* ***»Zehn Gebote der Krebsbekämpfung«*** *von Bundesgesundheitsministerin Rita Süssmuth appellieren an Sie, aktiv gegen den Krebs zu kämpfen, und das heißt zuallererst einmal, dieser Krankheit durch eigenverantwortliche Vorsorge keine Chancen zu geben:*

1. ***Rauchen Sie nicht.***
2. ***Verringern Sie Ihren Alkoholkonsum.***
3. ***Vermeiden Sie starke Sonnenbestrahlung.***
4. ***Folgen Sie den Gesundheits- und Sicherheitsvorschriften, besonders an Ihrem Arbeitsplatz bei Herstellung, Handhabung und Gebrauch aller Substanzen, die Krebs verursachen können.***
5. ***Essen Sie häufig frisches Obst und Gemüse sowie Getreideprodukte mit hohem Fasergehalt.***
6. ***Vermeiden Sie Übergewicht und begrenzen Sie die Aufnahme fettreicher Nahrungsmittel.***
7. ***Gehen Sie zum Arzt, wenn Sie eine ungewöhnliche Schwellung bemerken, eine Veränderung an einem Hautmal oder eine abnorme Blutung.***
8. ***Gehen Sie zum Arzt, wenn Sie andauernd Beschwerden haben wie chronischen Husten oder Heiserkeit, dauerhafte Auffälligkeiten bei der Verdauung oder einen ungeklärten Gewichtsverlust.***
9. ***Gehen Sie einmal im Jahr zur Krebsfrüherkennungsuntersuchung.***
10. ***Frauen über 40 sollten regelmäßig die Brust untersuchen und zur Mammographie gehen, wenn der Arzt es für erforderlich hält.***

# Aktiv gegen den Krebs!

Von Gerhard Leibold

humboldt

humboldt-taschenbuch 598

Umschlaggestaltung: Christa Manner, München
Umschlagfoto: THE IMAGE BANK, München
Zeichnungen im Innenteil: Susanne Ueber-Graf, Karlsruhe

*Hinweis für den Leser:*

Alle Angaben sind von Autor und Verlag sorgfältig überprüft worden. Dennoch kann eine Garantie nicht übernommen werden.


Druck: Presse-Druck, Augsburg
Printed in Germany
ISBN 3-581-66598-0

1 2 3 * 91 90 89

# Inhalt

**Vorwort** . . . . . . . . . . . . . . . . . . . . . . . . . . 9

**Krebs – eine Zivilisationskrankheit?** . . . . . . . . . . . 11

**Hauptursachen der Krebskrankheiten** . . . . . . . . . . . . . 13
Kann Krebs vererbt werden? . . . . . . . . . . . . . . . . . . 14
Fehler der Ernährung und Lebensweise
als häufige Grundursachen . . . . . . . . . . . . . . . . . . 14
Krebserzeugende Stoffe . . . . . . . . . . . . . . . . . . . . 16
*Konservierungsmittel und andere Nahrungszusätze* . . . . . . 17
*Genußmittel* . . . . . . . . . . . . . . . . . . . . . . . . 18
*Umweltgifte* . . . . . . . . . . . . . . . . . . . . . . . . 20
*Kanzerogene am Arbeitsplatz* . . . . . . . . . . . . . . . . 21
Krebs durch Strahlung . . . . . . . . . . . . . . . . . . . . 21
*Ultraviolette Strahlen* . . . . . . . . . . . . . . . . . . 22
*Medizinische Strahlenbelastungen* . . . . . . . . . . . . . 23
*Radioaktive Strahlung* . . . . . . . . . . . . . . . . . . . 23
*Die umstrittenen »Erdstrahlen«* . . . . . . . . . . . . . . 24
Infektion mit »langsamen« Viren . . . . . . . . . . . . . . . 26
Hormone als Krebsfaktoren . . . . . . . . . . . . . . . . . . 27
Krebs und Seelenleben –
Die psychosomatischen Krebsursachen . . . . . . . . . . . . . 28

**Entstehung der Krebskrankheiten** . . . . . . . . . . . . . 31
Krebs als örtliche Krankheit –
Die schulmedizinischen Theorien . . . . . . . . . . . . . . . 32
Vorstellungen der Biomedizin . . . . . . . . . . . . . . . . . 34
*Krebs als Allgemeinkrankheit* . . . . . . . . . . . . . . . 34
*Störungen der Zellatmung* . . . . . . . . . . . . . . . . . 35
*Schwächung der Körperabwehr* . . . . . . . . . . . . . . . . 35

**Eigenschaften der Krebszellen** . . . . . . . . . . . . . . . . . 37
Entartung des Stoffwechsels . . . . . . . . . . . . . . . . . . . 37
Ungehemmt-zerstörerisches Wachstum . . . . . . . . . . . . . 38
Bildung schädlicher Stoffwechselprodukte . . . . . . . . . . . 40
Streuung von Tochterzellen . . . . . . . . . . . . . . . . . . . 41

**Die häufigsten Krebserkrankungen** . . . . . . . . . . . . . . 44
Formen des Krebses . . . . . . . . . . . . . . . . . . . . . . . 45
*Vorkrebsstadien* . . . . . . . . . . . . . . . . . . . . . . . . 45
*Karzinom und Sarkom* . . . . . . . . . . . . . . . . . . . . . 47
*Blut- und Lymphkrebs* . . . . . . . . . . . . . . . . . . . . . 48
Wichtige Krebserkrankungen einzelner Organsysteme . . . . . 50
*Geschlechtsorgane* . . . . . . . . . . . . . . . . . . . . . . . 50
*Atemwege* . . . . . . . . . . . . . . . . . . . . . . . . . . . . 54
*Verdauungsorgane* . . . . . . . . . . . . . . . . . . . . . . . 56
*Ausscheidungsorgane* . . . . . . . . . . . . . . . . . . . . . 59
*Haut und Knochen* . . . . . . . . . . . . . . . . . . . . . . . 60
*Blut und Lymphsystem* . . . . . . . . . . . . . . . . . . . . . 62

## Krebsvorsorge und Früherkennung . . . . . . . . . . 64
**Die tägliche Vorbeugung** . . . . . . . . . . . . . . . . . . . 65
Krebsfeindliche Ernährung . . . . . . . . . . . . . . . . . . . 65
Gesunde Lebensführung . . . . . . . . . . . . . . . . . . . . . 69
Vermeidbare Kanzerogene . . . . . . . . . . . . . . . . . . . . 72
Gezielte Anregung der Körperabwehr . . . . . . . . . . . . . 74
Psychosoziale Krebsvorsorge . . . . . . . . . . . . . . . . . . 75
Andere Vorsorgemaßnahmen . . . . . . . . . . . . . . . . . . 77

**Früherkennung von Krebs –
Warnzeichen und Vorsorgeuntersuchungen** . . . . . . . . 79
Harmlos erscheinende Vorwarnungen . . . . . . . . . . . . . 80
Regelmäßige Vorsorgeuntersuchungen . . . . . . . . . . . . 81
*Kritik an den Untersuchungen* . . . . . . . . . . . . . . . . . 82
*Routineuntersuchungen für Frauen und Männer* . . . . . . . 83
*Zusatzuntersuchungen bei erhöhtem Risiko* . . . . . . . . . 84
Frühdiagnose der Biomedizin . . . . . . . . . . . . . . . . . . 85
*CCR-Test* . . . . . . . . . . . . . . . . . . . . . . . . . . . . . 85
*Irisdiagnose* . . . . . . . . . . . . . . . . . . . . . . . . . . . 87
*Anthroposophische Krebstests* . . . . . . . . . . . . . . . . . 87
*Chirologie ist keine Scharlatanerie* . . . . . . . . . . . . . . 88
Sieben Warnzeichen des Krebses . . . . . . . . . . . . . . . . 89
Tumormarker – Hoffnung der Zukunft . . . . . . . . . . . . . 90

**Krebs muß nicht tödlich sein – Ganzheitliche Behandlung von Krebskrankheiten** . . . . . . . . . . 92

**Einseitige Krebstherapie der Schulmedizin** . . . . . . . . . . . 92
Stahl und Strahl – die »klassische« Therapie . . . . . . . . . . . . 93
*Chirurgische Behandlung* . . . . . . . . . . . . . . . . . . . . . . . 93
*Fortschritte und Risiken der Strahlenmedizin* . . . . . . . . . . . 95

Zellteilungshemmende Medikamente . . . . . . . . . . . . . . . . 96
Schmerzlindernde Arzneimittel . . . . . . . . . . . . . . . . . . . 96

**Ganzheitsmedizinische Krebsbehandlung** . . . . . . . . . . . 99

Krebsdiät als Grundlage der Therapie . . . . . . . . . . . . . . . 99
Ernährungsrichtlinien für Krebskranke . . . . . . . . . . . . . 100
*Zusammenstellung der Kost* . . . . . . . . . . . . . . . . . . . . 100
*Richtige Zubereitung* . . . . . . . . . . . . . . . . . . . . . . . . . 105
*Einnahme kleiner Mahlzeiten* . . . . . . . . . . . . . . . . . . . 106

Sonderformen der Krebsdiät . . . . . . . . . . . . . . . . . . . . . 107
*Erlaubte und verbotene Nahrungsmittel (Tabelle)* . . . . . . . 108

Körperliche Bewegung je nach Leistungsfähigkeit . . . . . . . 114
Abwehrsteigernde Heilverfahren . . . . . . . . . . . . . . . . . . 119
*Enzym-Behandlung* . . . . . . . . . . . . . . . . . . . . . . . . . . 119
*Thymus-Therapie* . . . . . . . . . . . . . . . . . . . . . . . . . . . 120
*Zellgewebstherapie* . . . . . . . . . . . . . . . . . . . . . . . . . . 121

*Andere Heilmittel* . . . . . . . . . . . . . . . . . . . . . . . . . . . 122
Krebsmittel der Homöopathie . . . . . . . . . . . . . . . . . . . . 123
Heilpflanzen gegen Krebs . . . . . . . . . . . . . . . . . . . . . . . 124
*Mistelextrakte* . . . . . . . . . . . . . . . . . . . . . . . . . . . . . 125
*Rote Bete* . . . . . . . . . . . . . . . . . . . . . . . . . . . . . . . . 125
*Andere pflanzliche Krebsmittel* . . . . . . . . . . . . . . . . . . 126

Behandlung durch Überwärmung . . . . . . . . . . . . . . . . . . 127
Neuraltherapie gegen Schmerzen und Krankheitsherde . . . . 128
Seelische Behandlung bei Krebs . . . . . . . . . . . . . . . . . . . 129
Weitere biologische Heilverfahren . . . . . . . . . . . . . . . . . 133
*Sanierung der Darmflora* . . . . . . . . . . . . . . . . . . . . . . . 133
*Rechtsdrehende Milchsäure* . . . . . . . . . . . . . . . . . . . . . 134
*Ozon, der »Super-Sauerstoff«* . . . . . . . . . . . . . . . . . . . . 135
*Vitamine, Mineralstoffe und Spurenelemente* . . . . . . . . . . 136

## Krebsnachsorge verhütet Rückfälle . . . . . . . . . . 140

**Eigenverantwortung nach abgeschlossener Krebstherapie** 140

**Vollwertige Ernährung – gesunde Lebensweise** . . . . . . . . . 141
Ernährung nach Krebs . . . . . . . . . . . . . . . . . . . . . 142
Das tägliche Bewegungsprogramm . . . . . . . . . . . . . . . 143
Vermeidung krebsfördernder Genußmittel
und anderer Schadstoffe . . . . . . . . . . . . . . . . . . . 144

**Ständige Aktivierung der Abwehrkräfte** . . . . . . . . . . . 145

**Regelmäßige Kontrolluntersuchungen** . . . . . . . . . . . . 145

**Seelische Krebsnachsorge** . . . . . . . . . . . . . . . . . 146
Entspannung und Selbstbeeinflussung . . . . . . . . . . . . 147
Anti-Streß-Training . . . . . . . . . . . . . . . . . . . . . 150
Selbsthilfegruppen nach Krebs . . . . . . . . . . . . . . . . 151

## Anhang . . . . . . . . . . . . . . . . . . . . . . . . 154

**Adressenverzeichnis** . . . . . . . . . . . . . . . . . . . 154

**Lexikon der medizinischen Fachausdrücke** . . . . . . . . . . 155

**Register** . . . . . . . . . . . . . . . . . . . . . . . . . 159

# Vorwort

»Angst vor dem Tod habe ich nicht mehr«, hört man immer wieder von Krebskranken. »Angst habe ich vor dem langsamen Sterben, vollgepumpt mit Medikamenten, angeschlossen an Apparate, die das Leben unnötig verlängern; Angst habe ich vor dem Alleinsein, ohne Trost und Zuspruch.« In solchen Ängsten kommt Mißtrauen zum Ausdruck, tiefes Mißtrauen gegen eine Medizin, die im Kranken nicht mehr den leidenden Menschen, sondern vor allem den »Fall« sieht, dessen Defekte »repariert« werden, anstatt ihre Ursachen zu heilen.

Natürlich kann auch die *Biomedizin* Krebs nicht immer heilen, obwohl sie selbst noch bei fortgeschrittener Krankheit das Leben der von der Schulmedizin längst aufgegebenen Patienten menschenwürdig verlängern kann. Aber sie geht jedenfalls den erfolgversprechenderen Weg. Krebs wird nicht als *örtliche Erkrankung* verstanden, die durch Operation, Bestrahlung und Arzneimittel beseitigt werden könnte, sondern als *lokales Symptom* einer schweren Abwehr- und Stoffwechselstörung, die lange vor der Entartung der ersten Zellen beginnt. Daher ermöglicht die biologische Medizin nicht nur eine ganzheitliche Therapie, sondern auch wirksame Krebsvorsorge und -nachbehandlung.

Nichts würde den Krebskranken weniger nützen als eine Vertiefung der Gräben zwischen Schulmedizin und Naturheilkunde. Die bisher trotz intensiver Forschung mit hohem Aufwand recht bescheidenen Fortschritte der herkömmlichen Krebstherapie fordern aber immer dringender, daß die beiden Richtungen unvoreingenommen zusammenarbeiten, um das Krebsproblem zu lösen. Erste Ansätze dazu gibt es inzwischen, insbesondere seit sich Prominente – allen voran Dr. Veronika Carstens – öffentlich dafür einsetzen.

Aber es gibt auch noch viele Schulmediziner, die jegliche Zusammenarbeit mit der biologischen Krebstherapie ablehnen, weil sich deren Erfolge nicht unbedingt in Einklang mit ihren Vorstellungen bringen lassen. Das wirkt sich besonders in der *Krebsnachsorge* aus, die vielfach vernachlässigt wird. Um so mehr muß sich der vielzitierte »mündige Patient« selbst aktiv darum bemühen.

*Vorsorge und Nachbehandlung von Krebs* stehen im Mittelpunkt dieses Buches, das durch ganz gezielte *Informationen* falsche, krankheitsfördernde Ängste abbauen und Möglichkeiten zur ergänzenden Selbsthilfe aufzeigen will.

Es wäre allerdings unverantwortlich, bei *akuten Krebskrankheiten* zur selbständigen Behandlung anleiten zu wollen. Die biologische Krebstherapie muß stets vom Fachmann verordnet und überwacht werden, erfordert aber auch die aktive Mitarbeit der Betroffenen. Dabei hilft dieses Buch und macht zugleich Mut, damit man sich nicht unterkriegen läßt, selbst wenn die Schulmedizin keinen Ausweg mehr weiß. *Untersuchungen beweisen nämlich, daß Krebspatienten, die die Herausforderung ihrer Krankheit annehmen und dagegen kämpfen, weit bessere Heilungsaussichten haben als jene, die an ihrem Schicksal verzweifeln.* Dazu ist auch eine gute psychologische Schulung erforderlich, die bei der Nachsorge bisher oft zu kurz kommt.

*Krebs muß nicht tödlich sein, er läßt sich vermeiden und erfolgreich behandeln.* Das setzt voraus, daß man nicht länger auf den großen Durchbruch in der Krebsforschung wartet (der noch nicht in Sicht ist), sondern alle vorhandenen Möglichkeiten im Kampf gegen die Krankheit nutzt.

# Krebs – eine Zivilisationskrankheit?

Der Oberbegriff *Krebs* für alle bösartigen Tumoren ist nicht korrekt. Früher verstand man darunter nur bestimmte Formen des Brustkrebses mit Ausläufern, die den Gliedmaßen eines Krebses ähneln. Heute bezeichnet man medizinisch die *Karzinome*, die vom Deckzellgewebe ausgehen, als *Krebs* und unterscheidet davon die *Sarkome* des Stützgewebes. Da es sich aber im allgemeinen Sprachgebrauch so eingebürgert hat, verwenden wir im vorliegenden Buch für alle bösartigen Geschwülste den Begriff *Krebs*.

Krebserkrankungen kennt man seit der Antike und nicht nur bei Menschen, sondern auch bei Tieren und Pflanzen. Sie verschonen auch die Naturvölker nicht, deren Lebensweise noch nicht die

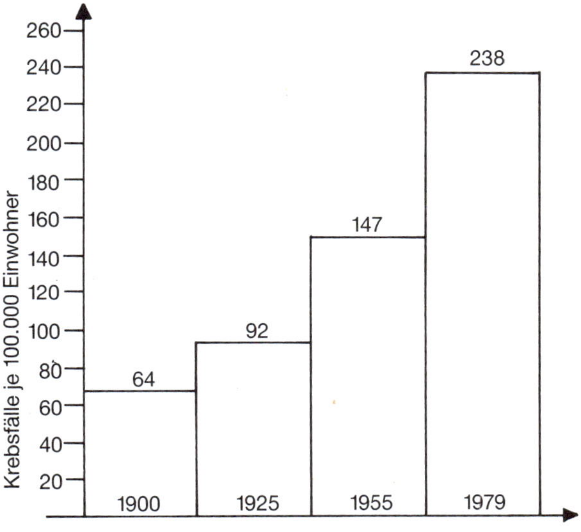


*Abb. 1: Zunahme der Krebserkrankungen seit 1900*

Fehler aufweist, die in den westlichen Industrienationen weit verbreitet sind. Trotzdem kann Krebs auch als Zivilisationskrankheit angesehen werden. Das beweist zum Beispiel die Statistik seit 1900, die eine Zunahme der Krebsfälle von 64 auf 238 je 100000 Einwohner zeigt. Die gleiche Tendenz erkennt man auch bis in die 70er Jahre hinein, wenn man die Gesamtzahl der Todesfälle mit den Krebstodesfällen vergleicht. In der Zeit von 1952 bis 1964 beispielsweise nahmen die Todesfälle insgesamt um 20 %, die Krebstodesfälle aber um 38% zu. Seit 1977 weist die Statistik nur noch einen langsamen Anstieg der Krebstoten auf. Das erklärt sich allerdings kaum aus den bescheidenen Fortschritten der Schulmedizin im Kampf gegen Krebs, sondern hauptsächlich aus dem Rückgang des Magenkrebses durch allmählich veränderte Ernährungsgewohnheiten. Zum Teil wird dieser Rückgang jedoch durch die Zunahme des Lungen-, Brustdrüsen-, Prostata- und Darmkrebses wieder ausgeglichen, die alle zumindest teilweise auf Fehler der Ernährung und Lebensweise zurückzuführen sind.

Natürlich muß man bei diesen statistischen Zahlen berücksichtigen, daß Krebskrankheiten bevorzugt jenseits der Lebensmitte und im Alter auftreten und früher mangels geeigneter diagnostischer Möglichkeiten nicht immer richtig erkannt wurden. Aber auch wenn man wegen der heute im Vergleich zur Jahrhundertwende nahezu

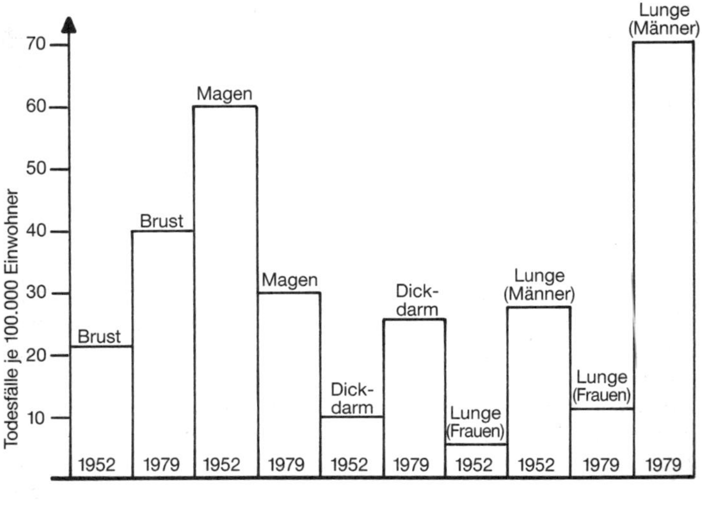


*Abb. 2: Entwicklung der Krebstodesfälle*

verdoppelten durchschnittlichen Lebenserwartung die Statistik entsprechend bereinigt, bleibt doch ein deutlicher Anstieg der Krebserkrankungen, der auf Zusammenhänge mit den heutigen Lebensbedingungen in den Industrienationen hinweist.

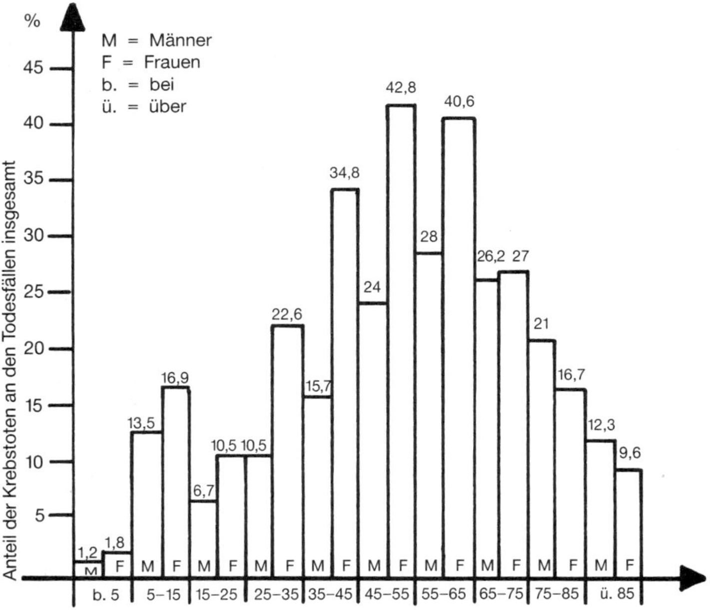


*Abb. 3: Krebstodesfälle der verschiedenen Altersgruppen*

# Hauptursachen der Krebskrankheiten

Wir kennen heute eine große Zahl möglicher Krebsursachen. Bei einigen steht zweifelsfrei fest, daß sie zur krebsigen Zellentartung führen, bei anderen gibt es bisher lediglich mehr oder weniger starke Verdachtsmomente. Fehler der Ernährung, mit denen für die Biomedizin die meisten Krebskrankheiten überhaupt erst beginnen, werden von der Schulmedizin allerdings nur bedingt für einige Krebsarten anerkannt, und auch die Beziehungen zwischen Seelenleben und Krebs sind noch umstritten und werden bei der Therapie und Nachsorge viel zu oft »vergessen«.

## Kann Krebs vererbt werden?

»Meine Eltern und Großeltern starben alle an Krebs«, berichtete Frau K., »muß ich jetzt auch damit rechnen? Und wie steht es mit meinen Kindern? Ist Krebs denn erblich?« Mit solchen Fragen wird man immer wieder konfrontiert, denn Krebs kommt tatsächlich familiär gehäuft vor; und wir wissen aus Beobachtungen an eineiigen Zwillingen, daß sie überdurchschnittlich oft ungefähr im gleichen Lebensalter an Krebs des gleichen Organs erkranken. Aber daraus darf nicht allgemein auf eine Vererbung von Krebskrankheiten geschlossen werden. Nachzuweisen war der Erbgang bisher lediglich bei knapp einem Prozent aller Krebsformen, zum Beispiel beim seltenen Krebs der Augennetzhaut. Deshalb kann man grundsätzlich eine Erblichkeit bei Krebs weitgehend ausschließen.

**Die familiäre Häufung von Krebserkrankungen läßt sich wahrscheinlich vornehmlich aus folgenden anderen Faktoren erklären:**

▷ *Krebsrisiken der Ernährung und Lebensweise,* die durch Vorbild und Erziehung der Eltern begründet werden und sich später nur schwer wieder ausmerzen lassen (typisches Beispiel dafür ist das Rauchen, eine Gewohnheit, die oft mit dem Vorbild der Eltern zusammenhängt);

▷ *seelische Krebsrisiken,* die gleichfalls oft schon in der Kindheit durch Erziehung und Vorbild der Eltern begründet werden und sich später auswirken, obwohl man sich nicht mehr bewußt an diese seelischen Belastungen erinnert;

▷ *vererbte Schwäche bestimmter Organe,* welche die Voraussetzungen für chronische Krankheiten der betroffenen Organsysteme schafft, aus denen auch Krebs entstehen kann.

Vermutlich wirken bei vielen Krebskrankheiten mehrere dieser Faktoren zusammen, wenn in Ihren Familien häufiger Krebs vorkommt. Sie lassen sich aber frühzeitig erkennen und beseitigen, müssen also nicht schicksalhaft wieder zu Krebs führen.

## Fehler der Ernährung und Lebensweise als häufige Grundursachen

Da die offizielle Krebsmedizin den Tumor als örtlichen Krankheitsprozeß versteht (der sich auf den übrigen Organismus auswirken kann), erkennt sie die Ernährung als Risikofaktor hauptsächlich bei einigen Krebsformen der Verdauungsorgane an. Die biologische Medizin dagegen geht davon aus, daß Krebs eine Allgemeinkrankheit darstellt, deren örtlicher Ausdruck die Geschwulst ist, und mißt deshalb den verbreiteten Fehlern der üblichen Zivilisationskost viel größere Bedeutung als einer der Grundursachen der meisten Krebserkrankungen bei. Das hat auch Konsequenzen für die Krebsvorsorge, -therapie und -nachbehandlung.

★

Als wichtigste Ernährungsfaktoren, die Krebs begünstigen, gelten aus der Sicht der Naturmedizin die *im Übermaß verzehrten Fette* und *denaturierten Kohlenhydrate* (wie Zucker und Weißmehlprodukte), der *Mangel an Rohkost* und die *Rückstände in der Nahrung.* Dazu liegen inzwischen auch wissenschaftliche Erkenntnisse vor, die jeden Zweifel ausräumen könnten. Sie stammen vorwiegend aus den USA, wo man bereits davon ausgeht, daß über die Hälfte aller Krebskrankheiten durch Fehler der Ernährung mit verursacht werden. Bei uns hat sich diese Auffassung offiziell noch nicht durchgesetzt.

★

Der *übermäßige Fettverzehr* mit der üblichen Zivilisationskost, der teils um mehr als 100% über dem Bedarf liegt, stört den Hormonhaushalt bei Frau und Mann und begünstigt im Darm die Bildung krebserzeugender Stoffe. Als Folge drohen vor allem Brustdrüsen-, Prostata- und Dickdarmkrebs. Verschärft wird das noch durch den verbreiteten *Mangel an Ballaststoffen aus pflanzlicher Nahrung* (insbesondere Rohkost); diese unverdaulichen Nahrungsbestandteile sorgen nicht nur für rasche Ausscheidung von Schadstoffen durch regelmäßige Darmentleerung, sondern binden auch einen Teil der Fette und anderer möglicher krebserzeugender Stoffe im Darm und sind für die lebenswichtige Besiedlung des Darms mit nützlichen Bakterien (Darmflora) unentbehrlich.

★

Die *industriell veränderten* (denaturierten) *Kohlenhydrate,* wie Zucker, Süßigkeiten und Nahrungsmittel aus Weißmehl, führen dem Körper zwar reichlich Kalorien zu, enthalten aber kaum noch lebenswichtige Vitamine, Mineralstoffe und Spurenelemente. Das stört ebenso wie der übermäßige Verzehr tierischer Nahrungsmittel die Darm- und Stoffwechselfunktionen und führt allmählich zum Vitalstoffmangel mit Abwehrschwäche. Dadurch erhöht sich das allgemeine Krankheits- und insbesondere auch das Krebsrisiko.
Schließlich begünstigen auch noch viele *chemische Rückstände* in der üblichen Ernährung die Krebserkrankungen. Auf diese Kanzerogene kommen wir später (s. S. 16 ff.) noch zu sprechen.

Darüber hinaus kommt der in den westlichen Industrienationen üblichen Lebensweise einige Bedeutung als Krebsrisiko zu. Das beginnt schon mit dem *Streß* und der Hektik des modernen Alltags, der die Körperabwehr schwächt, andere körperliche Funktionsstörungen verursacht und seelische Krebsfaktoren begünstigt. Nicht zu vergessen der verbreitete *Bewegungsmangel,* der unter anderem die Sauerstoffversorgung der Zellen vermindert, und schließlich der Mißbrauch verschiedener *Genußmittel,* allen voran des *Nikotins.*

★

Kritiker der Biomedizin wenden gegen diese Vorstellungen oft ein, daß die meisten Menschen heute diesen Krebsfaktoren unterliegen, aber längst nicht alle krebskrank werden. Dieses Argument ist nicht von der Hand zu weisen. Aber es handelt sich bei den genannten ungünstigen Einflüssen ja auch nicht um spezielle Krebsverursacher, sondern um Risikofaktoren, die neben Krebs auch andere häufige Krankheiten begünstigen. Ob Krebs oder eine andere Krankheit entsteht, hängt noch von den individuellen Begleitumständen ab, zum Beispiel von Umwelteinflüssen und seelischen Faktoren. Die Vermeidung solcher Risiken bedeutet also nicht nur Krebsvor- und -nachsorge, sondern bietet auch Schutz vor anderen Erkrankungen.

## Krebserzeugende Stoffe

Die Bedeutung der *Kanzerogene* (Karzinogene) bei der Entstehung von Krebs steht außer Frage; strittig ist aber, welche Stoffe dazugehören. Bei manchen Stoffen sind Schul- und Biomedizin sich einig, andere werden von der offiziellen Medizin nicht als krebsfördernd anerkannt, zum Beispiel die verschiedenen zugelassenen Nahrungsmittelzusätze. Diese unterschiedlichen Bewertungen erklären sich zum Teil daraus, daß chemische Stoffe hauptsächlich in Tierversuchen geprüft werden, deren Ergebnisse sich nur bedingt (wenn überhaupt) auf den Menschen übertragen lassen; hinzu kommt, daß die fraglichen Stoffe nicht immer unmittelbar krebserzeugend wirken, sondern nicht selten erst zusammen mit anderen Substanzen zum Risiko werden. Als Beispiel dafür, wie wenig zuverlässig die offizielle Bewertung solcher Stoffe ausfallen kann, sei an das *Buttergelb* erinnert, einen als unbedenklich geltenden synthetischen gelben Farbstoff auf Anilinbasis, der früher häufig zur Schönung der Butter gebraucht wurde, ehe man ihn wegen seiner schließlich erkannten krebsfördernden Wirkung verbieten mußte.

Wie Kanzerogene zur Zellentartung führen, steht heute noch nicht genau fest. Wahrscheinlich kommt es durch jahre- bis jahrzehntelange Einwirkung auf die Zellen zur Veränderung der Erbinformationen mit hemmungslosem Tumorwachstum. Manchmal genügt dazu ein einziger Schadstoff, oft müssen aber mehrere Stoffe zusammen einwirken und auch noch Fehler der Ernährung, ungünstige seelische Einflüsse und andere Risiken hinzukommen, ehe die Zellteilung der normalen Kontrolle entgleitet.

## *Konservierungsmittel und andere Nahrungszusätze*

Die Liste der erlaubten Zusätze zu den Nahrungsmitteln ist heute sehr lang. Insbesondere die *Konservierungsstoffe* stellen eine Gefahr dar, denn Konservierung bedeutet letztlich immer Verlangsamung natürlicher Abläufe, die sich auch auf die Zellatmung auswirken kann. Aber auch *Aroma-*, *Farbstoffe* und *andere Zusätze* bilden eine gewisse Gefahr. Da alle Zusätze heute auf der Verpackung angegeben werden müssen, kann man sich davor aber recht zuverlässig schützen.

Allerdings muß man bei Nahrungsmitteln ohne Konservierungsstoffe unbedingt darauf achten, daß sich kein *Schimmel* darauf bildet, denn manche Schimmelpilzarten erzeugen das starke Krebsgift *Aflatoxin*. Da man dem Schimmel von außen nicht ansieht, ob er harmlos oder giftig ist, und er außerdem schon über die sichtbar verschimmelten Teile hinaus in das Nahrungsmittel vorgedrungen sein kann, schützt man sich davor am zuverlässigsten, indem man schimmlige Nahrung insgesamt vernichtet.
Unbedenklich ist Schimmel bei *Camembert* und anderen *Edelschimmelkäsen;* der Kulturschimmel wirkt sogar der Aflatoxinbildung entgegen.

★

Wenig Schutz gibt es vor Schadstoffen, die aus der Umwelt in die Nahrung gelangen oder bei der Aufzucht von Schlachtvieh mit erlaubten oder verbotenen Arzneimitteln (man denke an die Kalbfleischskandale) zurückbleiben. Indem man pflanzliche Nahrung aus *biologischem Anbau* und tierische Produkte aus möglichst *natürlicher Tierhaltung* bevorzugt, lassen sich diese Risiken wenigstens vermindern. Ganz frei von Umweltgiften können aber auch biologisch hochwertige Lebensmittel nicht mehr sein, denn diese Stoffe werden durch Wind und Regen überall verteilt. Aber bereits eine Verringerung der Belastung gibt dem Körper die Möglichkeit, mit den restlichen Schadstoffen ohne Erkrankung fertig zu werden.

Zu den bekanntesten Karzinogenen, die unter anderem mit der Nahrung aufgenommen werden, gehören *Benzpyrene* und *Nitrosamine*.

Der aromatische Kohlenwasserstoff *3,4-Benzpyren* gilt seit 1932, als er im Teer nachgewiesen wurde, als krebserregend. Er entsteht hauptsächlich beim Braten und Räuchern von Fleisch und Fisch, außerdem kommt er unter anderem noch in Abgasen, Staub und Zigarettenrauch vor.

*Nitrosamine* entstehen durch die Verbindung von Salzen salpetriger Säuren (Nitrate, Nitrite) mit biogenen Aminen, die als lebenswichtige Stoffe vom Körper aus Aminosäuren (Eiweißbausteine) selbst hergestellt werden. Sie gehen sehr rasch eine Verbindung ein, die aber oft sehr flüchtig ist. Seit den 50er Jahren diskutiert man ihre krebserzeugende Wirkung, die bisher zumindest bei Magenkrebs als weitgehend gesichert gelten kann. Nitrosamine findet man unter anderem in Räucherwaren, Bier und besonders hoch konzentriert im Zigarettenrauch. Im Körper selbst entwickeln sie sich vornehmlich im Magen nach dem Verzehr von Nahrungsmitteln mit Nitraten oder Nitriten (zum Beispiel Wurst). *Vitamin C* scheint diesen Vorgang zu hemmen oder vollständig zu verhindern.

★

Nur die gesunde Vollwertkost vermindert das ernährungsbedingte Krebsrisiko so gut wie möglich, weil sie von vornherein weniger Nahrungsmittel mit Kanzerogenen enthält und den Organismus überdies durch Stärkung der Abwehrkräfte in die Lage versetzt, die krebserzeugenden Stoffe in Schach zu halten.

## *Genußmittel*

Unter den krebsbegünstigenden Genußmitteln steht *Nikotin* an erster Stelle. Jeder siebte Raucher, der 20 Jahre lang täglich 20 Zigaretten raucht, erkrankt an Bronchialkrebs, bei geringerem oder höherem Nikotinkonsum verändert sich das Krebsrisiko entsprechend. Manchen Raucher mag es beruhigen, daß er nach der Statistik »nur« mit einer Wahrscheinlichkeit von 1:7 an Bronchialkrebs erkranken wird, aber das ist eine riskante Einstellung, denn niemand weiß im voraus, wen es trifft. Davon abgesehen fördert das Rauchen auch noch Blasen-, Lippen-, Mundhöhlen- und Kehlkopfkrebs sowie auch zahlreiche andere Erkrankungen. Nicht inhalierende Pfeifen- und Zigarrenraucher leben weniger riskant, bei ihnen droht hauptsächlich Krebs der Lippen und Mundhöhle.

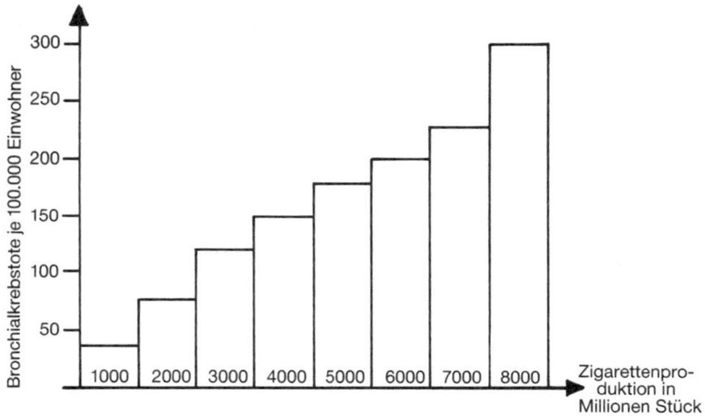


*Abb. 4: Bronchialkrebs und Zigarettenkonsum*

Noch nicht endgültig geklärt sind die Folgen des zwangsweisen Inhalierens von Rauch für die nicht rauchende Umwelt (Passivraucher). Aber es gibt inzwischen genügend gesicherte Hinweise darauf, daß auch sie ein erheblich höheres Krebsrisiko zu tragen hat. Manche Kanzerogene, von denen Tabakrauch einige Hunderte enthält, kommen im passiv eingeatmeten Nebenrauch sogar in wesentlich höherer Konzentration als in dem Rauch vor, den der Rauchende selbst inhaliert, zum Beispiel Nitrosamine.

Der besorgniserregende Anstieg des Bronchialkrebses, der inzwischen auch Frauen vermehrt betrifft, die vor 20 bis 30 Jahren im Zuge der (falsch verstandenen) Gleichberechtigung mit dem Zigarettenrauchen begannen, erklärt sich natürlich auch mit der Zunahme der Kanzerogene in der Atemluft. Aber Fachleute schätzen, daß diese Umweltschadstoffe (bisher) nur mit 15 bis 20 % daran beteiligt sind. Es lohnt sich also trotz Umweltverschmutzung, das Rauchen aufzugeben. Danach bilden sich im Verlauf von Jahren die Schädigungen der Bronchien und sogar Vorkrebskrankheiten wieder vollständig zurück, bis das Krebsrisiko schließlich dem eines lebenslangen Nichtrauchers entspricht.

★

Auch *Alkohol,* ein weiteres oft mißbrauchtes Genußmittel, gilt als Krebsrisiko, wenn auch nicht im gleichen Maß wie Nikotin. Vor allem »harte« Alkoholika, wie Schnaps, Kognak, Whisky und Rum, reizen die Schleimhäute der Mundhöhle, Speiseröhre und des Magens sowie der Zunge und erhöhen hier das Krebsrisiko. Diskutiert wird ferner, ob auch Leberkrebs mit Alkoholmißbrauch in Zusammenhang steht.

Bei vielen starken Alkoholtrinkern kommt noch hinzu, daß sie oft zusätzlich Nikotin zu sich nehmen und ihre Ernährung vernachlässigen, also noch weitere Krebsrisiken eingehen.

★

Umstritten als krebserzeugendes Genußmittel ist der *Kaffee*. Verschiedene Untersuchungsergebnisse weisen darauf hin, daß er das Risiko von Blasen-, Nieren- und Bauchspeicheldrüsenkrebs erhöhen könnte, aber diese Ergebnisse sind noch nicht ausreichend gesichert. Wahrscheinlich kommt es beim Kaffee ganz besonders auf die Dosis an; in geringen Mengen wird er kaum als Karzinogen wirken, im Übermaß dagegen (vermutlich zusammen mit anderen Schadstoffen) Krebs begünstigen.

★

Zu den Genußmitteln im weiteren Sinn gehören schließlich noch *Zucker*, andere Süßigkeiten, *Weißmehlprodukte* und ähnliche *denaturierte Nahrungsmittel.* Sie wirken nicht direkt krebserzeugend, begünstigen aber durch Schwächung der Körperabwehr und Störungen des Stoffwechsels körperliche Veränderungen, die zu Krebs führen können. Auch das hängt wieder vorwiegend von der zugeführten Menge ab.

## *Umweltgifte*

Die Belastung der Umwelt durch Schadstoffe, die Krebs begünstigen oder erzeugen, nahm in letzter Zeit erheblich zu. Die Zahl der Umweltgifte, denen wir ausgesetzt sind, ist auch für den Fachmann unüberschaubar geworden. Zu nennen sind zum Beispiel *Abgase* aus Automotoren, Heizungen, Kraftwerken und Industrieanlagen, *Dünge-* und *Spritzmittel,* die in der Landwirtschaft häufig viel zu reichlich verwendet werden (und paradoxerweise die Agrarüberschüsse bei uns noch weiter erhöhen), außerdem zahlreiche *chemische Stoffe* in den Wohnhäusern und der Einrichtung, von deren Wirkungen man zum Teil überhaupt noch nichts weiß. Besonders bekannt wurde beispielsweise *Formaldehyd,* dessen krebserzeugende Wirkung aber noch nicht mit letzter Sicherheit nachgewiesen werden konnte.

★

Alle diese Umweltgifte werden mit der Atemluft, Nahrung und dem Wasser aufgenommen. Im Körper schwächen sie die Abwehr, zum Teil wirken sie unmittelbar schädigend auf die Schleimhäute und Organe. Entgehen kann man ihnen heute nicht mehr, sie sind allgegenwärtig geworden; und man wies sie sogar schon an den Polen nach.

Vermindern lassen sie sich aber, indem man zum Beispiel bevorzugt *pflanzliche Nahrung* aus *biologischem Anbau* verzehrt oder aus einer stark belasteten Wohnung auszieht. Vermutlich muß sich der Körper aber noch auf längere Zeit an diese Umweltschadstoffe gewöhnen, die oft nicht unmittelbar krebserzeugend wirken, sondern erst zusammen mit anderen Kanzerogenen.

### *Kanzerogene am Arbeitsplatz*

Zu den ersten krebserzeugenden Stoffen, deren Wirkung sicher nachgewiesen wurde, gehörte der *Ruß*. In England stellte man 1775 fest, daß der Ruß aus den Schornsteinen für den Kaminkehrerkrebs verantwortlich ist. Ungefähr 100 Jahre später fand man am Arbeitsplatz weitere Kanzerogene, vor allem *Teer* als Hautkrebsrisiko und *Anilin*, das zu Blasenkrebs führt. Inzwischen kennen wir noch zahlreiche andere durch den Arbeitsplatz bedingte Karzinogene, die durch chemische Dämpfe, Rauch, Staub oder auf andere Weise in den Körper gelangen.

Statistische Erhebungen der Heidelberger Arbeits- und Sozialmedizinerin PROFESSOR MARIA BLOHMKE ergaben, daß solche Krebsrisiken vor allem Arbeiter gefährden, die mit entsprechenden Stoffen bei der Arbeit umgehen müssen. Zwar sollen Verordnungen über die höchstzulässigen Konzentrationen der einzelnen Stoffe und verschiedene Schutzvorrichtungen (zum Beispiel Atemmasken) vor Schäden bewahren, aber das verhinderte nicht, daß das Krebsrisiko für Arbeiter zwei- bis dreifach höher als für den Durchschnitt der Bevölkerung liegt. Wahrscheinlich erklärt sich das aus der Anhäufung der Kanzerogene im Körper, wenn sie in der zulässigen einzelnen Höchstmenge immer wieder (oft jahre- bis jahrzehntelang) einwirken. Außerdem spielt es noch eine Rolle, daß sich mehrere gleichzeitig im Rahmen der erlaubten einzelnen Höchstmengen in den Körper gelangende Schadstoffe in ihren Wirkungen erheblich verstärken können; und schließlich darf man auch nicht vergessen, daß die vorgeschriebenen Schutzmaßnahmen von den Betroffenen aus Bequemlichkeit und Leichtsinn oft nicht strikt eingehalten werden.

## Krebs durch Strahlung

Nach der *Reaktorkatastrophe von Tschernobyl* Ende April 1986 denkt man bei krebserzeugender Strahlung zunächst wohl unwillkürlich an *Radioaktivität*. Mindestens ebenso große Bedeutung kommt heute aber den oft übertrieben genutzten *UV-Strahlen* zu. Heftig umstritten sind die »Erdstrahlen«, von denen inzwischen aber auch namhafte Wissenschaftler annehmen, daß »etwas dran« sein könnte.

## *Ultraviolette Strahlen*

Im richtigen Maß fördern die UV-Strahlen der Sonne verschiedene Körperfunktionen, darunter auch die Abwehrkräfte und den Stoffwechsel. Aber seit gebräunte Haut als sportlich-chic gilt, übertreiben immer mehr Menschen das *Sonnenbaden* und gönnen der Haut auch im Winter keine Erholung, sondern legen sich dann unter das *Solarium.* Diese Unvernunft rächt sich nicht sofort, denn die Haut kann sich einige Zeit dagegen wehren. Aber schon nach einigen Jahren kommt es zu ersten vorzeitigen Alterungserscheinungen empfindlicher Hautpartien, die rasch fortschreiten.
Diese Folgen stören zwar kosmetisch, sind aber noch relativ harmlos. Schlimmstenfalls entwickelt sich an der ständig UV-geschädigten Haut im Verlauf von 20 bis 30 Jahren Lichtkrebs, der noch dadurch begünstigt wird, daß übertriebene UV-Bestrahlung die Körperabwehr schwächt. Da die Übertreibungen mit UV-Strahlen erst vor ungefähr 15 bis 20 Jahren begannen, befürchten viele Fachleute für die nächste Zeit eine deutliche Zunahme der Hautkrebsfälle.

★

Erhöht wird das Risiko noch durch die fortschreitende Zerstörung des *Ozonfilters der Erdatmosphäre,* die hauptsächlich auf den Gebrauch von Sprays mit Fluorkohlenwasserstoffen als Treibmittel zurückzuführen ist, denn dadurch treffen die Sonnenstrahlen verstärkt auf den Körper. Deshalb sollte man auf den Gebrauch von Sprays mit Fluorkohlenwasserstoffen unbedingt verzichten.

★

Davor gibt es nur einen wirksamen Schutz: Vernunft beim Sonnenbaden oder bei der UV-Bestrahlung unter dem Solarium oder der Höhensonne, auch wenn man dann nicht so rasch und tief bräunt, wie es aus kosmetischen Gründen gewünscht wird. Ein gutes Sonnenschutzmittel kann die Gefahren zwar vermindern, aber unbegrenzt darf man sich auch damit nicht der Strahlung aussetzen.

## *Medizinische Strahlenbelastungen*

Wenn man davon ausgeht, daß es überhaupt keine völlig unschädliche radioaktive Strahlung gibt, muß auch die Belastung durch *Röntgen-* und andere, *medizinisch gebrauchte Strahlen* als mögliches Risiko betrachtet werden. Das bedeutet nicht, daß man darauf grundsätzlich verzichten muß, denn manche Krankheiten lassen sich nur röntgenologisch sicher feststellen. Die Gefahren erfordern aber eine sorgfältige Abwägung des Nutzens gegen die Risiken je nach Einzelfall, die leider in der Praxis nicht immer stattfindet.
Völlig abzulehnen sind grundsätzlich die *Röntgenreihenuntersuchungen,* die in einigen Bundesländern noch gesetzlich vorgeschrieben sind, in anderen nur noch auf freiwilliger Basis zur Früherkennung der Tuberkulose durchgeführt werden. Die wenigen Kranken, die man dabei entdeckt, rechtfertigen nicht die Strahlenbelastung für alle anderen.

★

Noch kritischer zu beurteilen ist die *Strahlentherapie,* die vor allem bei Krebs durchgeführt wird. Darauf kommen wir später bei der schulmedizinischen Krebstherapie noch ausführlich zurück.

★

Allein führt die medizinische Strahlenbelastung wohl nicht zu Krebs, zusammen mit anderen verbreiteten Krebsrisiken kann sie aber vielleicht den letzten Anstoß zur Zellentartung geben. Gerade nach Tschernobyl, da sich die allgemeine Strahlenbelastung auf lange Zeit erhöht hat, muß deshalb zur Vorsicht geraten werden.

## *Radioaktive Strahlung*

Wir sind ständig einer von Ort zu Ort unterschiedlich hohen *natürlichen radioaktiven Strahlung* ausgesetzt. Manche Fachleute nehmen an, daß sich der Mensch dieser Strahlung angepaßt hat und sie schadlos verträgt, andere gehen davon aus, daß schon diese geringe natürliche Strahlendosis ein gewisses Risiko darstellt, mit dem wir aber leben müssen.

★

Zur natürlichen Strahlung kommen heute noch andere Strahlenquellen, welche die Gefahren erhöhen. Man muß nicht gleich wieder an Tschernobyl und die früher üblichen überirdischen Atombombenversuche denken, die eine nicht unerhebliche Steigerung der Radioaktivität nach sich zogen. Die Risiken beginnen schon in den *Wohn-*

und *Arbeitsräumen.* Im Durchschnitt liegt die Radioaktivität hier um über 30% höher als in der Natur; wenn als Baumaterial *industrielle Restprodukte,* wie Schlackenstein aus Hochöfen und Chemiegips aus der Phosphatproduktion, verwendet werden, kann sich die Radioaktivität in den Räumen sogar um bis zu 100% erhöhen. Eine Ausnahme unter den Baustoffen bildet lediglich das *Holz,* das sogar die natürliche Radioaktivität in den Räumen um bis zu 10% vermindern kann.

Hauptsächlich wirken aus den Baustoffen *Kalium-40, Radium-226* und *Thorium-232,* hinzu kommen noch die gasförmigen Stoffe *Radon* (von Radium-226) und *Thoron* (von Thorium-232), die vor allem die Atemorgane belasten. Während Thoron keine nennenswerte Rolle spielt, findet man Radon häufig, und zwar insbesondere in jenen Räumen, die zur Einsparung von Energie sehr gut isoliert und nur unzureichend belüftet werden.

★

Es gibt bisher keine zuverlässigen Schätzungen zum Krebsrisiko durch die erhöhte radioaktive Strahlung, der wir heute alle mehr oder minder stark ausgesetzt sind. Fest steht, daß diese Strahlung die Zellen schädigt und Krebs begünstigen kann, wobei sich die Gefahren mit jeder Zunahme der Strahlenbelastung erhöhen. Vermutlich führt die geringfügige Steigerung der radioaktiven Belastung vorwiegend bei den Menschen zu Krebs, bei denen auch noch andere Krebsrisiken bestehen, während bei anderen die Selbstheilungsregulationen des Körpers die Schäden wieder »reparieren« können. Nachweisen läßt es sich aber praktisch nie, daß schon eine geringfügige Erhöhung der Strahlenbelastung zu Krebs führte, denn der Strahlenkrebs unterscheidet sich nicht von Krebskrankheiten aus anderer Ursache. Daher werden auch die (geschätzten) Hunderte bis Tausende von Krebsopfern der Reaktorkatastrophe in Tschernobyl nie erkannt werden, sie gehen in der großen Zahl der übrigen Krebskranken unter.

## *Die umstrittenen »Erdstrahlen«*

Es erfordert bei uns einigen Mut, die *geopathogenen Reiz-* und *Störzonen* überhaupt ernsthaft als mögliche Krebsfaktoren in Erwägung zu ziehen, denn von der Schulmedizin werden sie schlichtweg als »Humbug« bezeichnet. Dabei gibt es bisher keinen stichhaltigen Beweis dagegen, die wenigen Forschungsarbeiten darüber konnten nicht widerlegt werden.

Allmählich bröckelt diese Front aber ab, was nicht zuletzt dem öffentlichen Eintreten von DR. VERONICA CARSTENS für eine unvoreingenommene Untersuchung dieser Phänomene zu verdanken ist. In den USA kennt man solche Vorbehalte schon lange nicht mehr, dort befassen sich sogar namhafte Wissenschaftler verschiedener Richtungen mit der Erdstrahlung und können über ihre Erkenntnisse öffentlich berichten, ohne ein Ende ihrer wissenschaftlichen Karriere befürchten zu müssen:

Die Bedeutung geopathogener Zonen mag der nachstehende Fall veranschaulichen:

◆ *Die Patientin litt an einem Hirntumor mit Knochenmetastasen; ihre heftigen Schmerzen konnten nur durch Morphium gelindert werden. Die Ärzte rieten zur Bestrahlung, um wenigstens die Schmerzen bessern zu können, machten der erst 42jährigen Frau aber keine Hoffnung auf längere Besserung oder Heilung.*

*Bei der Krankheitsvorgeschichte ergab sich, daß sie in dem gleichen alten Haus lebte, in dem auch ihre Großeltern und Eltern an Krebs gestorben waren. Das legte den Verdacht nahe, daß geopathogene Reize bei der Entstehung ihrer Krankheit und auch bei den heftigen Schmerzen eine Rolle spielen könnten. Die sofortige Untersuchung des Hauses durch einen seriösen Fachmann bestätigte diese Vermutung. Das Bett der 42jährigen stand genau über einer solchen Zone. Darauf wurde es in einen störstrahlenfreien Raum umgestellt, damit die eingeleitete Behandlung durch Diät, Enzyme und homöopathische Mittel optimal wirken konnte.*

*Innerhalb von nur drei Tagen ließen die Schmerzen deutlich nach, obwohl die anderen Behandlungsmaßnahmen unmöglich schon so durchschlagend gewirkt haben konnten. Die Patientin benötigte kein Morphium mehr, sondern kam mit leichten Schmerzmitteln aus. Im weiteren Verlauf der biologischen Therapie konnte sie bald auch darauf verzichten.*

*Die Krebsnachbehandlung dauert bei dieser Frau jetzt rund zwei Jahre. In dieser Zeit haben sich die Metastasen fast alle zurückgebildet, und auch der nichtoperable Hirntumor verkleinerte sich deutlich. Die Laboruntersuchungen ergaben regelmäßig normale Werte, die Patientin führt ein normales Leben ohne nennenswerte Beschwerden. Voraussichtlich wird die Behandlung noch einige Zeit in Anspruch nehmen; die Aussichten auf Heilung stehen aber günstig. Die Patientin ist seelisch gut motiviert und wird auch von ihrem Arzt nun in der Behandlung voll bestärkt. Dabei war letzterer als Schulmediziner anfangs sehr skeptisch gewesen.*

Nach heutigem Wissensstand treten krankheitsfördernde Erdstrahlen vor allem über Verwerfungen der Erdkruste, Kreuzungen von Wasseradern und anderen geologischen Besonderheiten auf und verursachen vorwiegend über das vegetative Nervensystem und den Stoffwechsel vielfältige körperliche und seelische Störungen. Unter anderem werden dadurch die körpereigenen Abwehrkräfte beeinträchtigt. *Hartbaustoffe* wie Stahlbeton scheinen die natürliche Erdstrahlung zu verstärken, während *Holz, Lehm* und andere *Naturbaustoffe* sie abschwächen.

★

Nach vorsichtigen Schätzungen spielen geopathogene Reize bei 10 bis 50 % aller Krebskrankheiten eine Rolle. Aus den 20er Jahren liegen allerdings auch (bisher nicht zu widerlegende) Untersuchungsergebnisse vor, nach denen solche Einflüsse bei Krebs praktisch immer als eine der Grundursachen bestehen. Aber gleichgültig, ob sie nun bei 10 % oder allen Krebskrankheiten mitwirken, eine vorurteilsfreie intensive Erforschung erscheint in jedem Fall dringend erforderlich, um bei der Lösung des Krebsproblems wieder einen Schritt weiter zu kommen.

## Infektion mit »langsamen« Viren

Die krebsig entartete Zelle ähnelt in einer Hinsicht der Zelle, die von einem Virus befallen wurde: Beide verteilen sich ohne Rücksicht auf den übrigen Körper. Während die Krebszellen hemmungslos wuchern, stellen virusinfizierte Zellen bis zu ihrem Untergang aus ihrer Substanz ständig neue Viren her. Deshalb lag es nahe, Zusammenhänge zwischen Krebs und »Slowviren« anzunehmen, die so langsam wirken, daß es erst nach Jahren bis Jahrzehnten zur Erkrankung kommt.

In Tierversuchen wurden bereits verschiedene Viren als Krebsverursacher entlarvt, beim Menschen gibt es dafür bisher erst einige Anhaltspunkte. So scheinen zum Beispiel manche Formen der Leukämie, bestimmte Karzinome des Nasen-Rachen-Raums und ein Sarkom des Lymphsystems mit Viren in Beziehung zu stehen, die aber vermutlich nur dann zur Zellentartung führen können, wenn gleichzeitig noch andere Krebsrisiken bestehen.

★

Von der Erforschung dieser Zusammenhänge darf man in Zukunft noch weitere wichtige Einsichten erwarten. Ob diese sich aber auch direkt in der Vorsorge und Therapie auswirken, läßt sich bisher nicht absehen, denn gegen die Viren stehen uns bisher keine wirksamen Arzneimittel zur Verfügung.

## Hormone als Krebsfaktoren

Hormonelle Störungen können vor allem zum Krebs der männlichen Vorsteherdrüse (Prostata) und der weiblichen Brustdrüsen beitragen. Hauptsächlich lassen sie sich allerdings wieder auf *Ernährungsfehler* zurückführen, die sich auf den Hormonhaushalt auswirken. Das ergaben unter anderem vergleichende wissenschaftliche Untersuchungen zwischen den Bewohnern der westlichen Industrienationen und denen Südafrikas und Indonesiens, wo Prostata- und Brustdrüsenkrebs seltener vorkommen.

★

Nach den bisherigen Erkenntnissen sind es die *Fette*, die über das Hormonsystem zum Krebsrisiko werden können. Eine zu fettreiche Kost, wie sie in den Industriestaaten üblich ist, erhöht bei Frauen und Männern die Ausscheidung von Sexualhormonen mit dem Urin, was auf eine vermehrte Produktion in den Drüsen hinweist. Umgekehrt können die Hormonwerte durch fettarme, vorwiegend pflanzliche Kost innerhalb weniger Wochen wieder normalisiert werden.

Beim Prostatakrebs scheint es außerdem noch darauf anzukommen, ob genügend *Wurzelgemüse* verzehrt werden. Manche von ihnen enthalten wahrscheinlich hormonartige Stoffe, die in der Lage sind, die krebsbegünstigenden Hormonstörungen zu vermeiden oder wieder auszugleichen.

Indirekt hängen die durch übermäßige Fettzufuhr verursachten Hormonstörungen mit von der *Ballaststoffversorgung* ab, denn die unverdaulichen Rohfasern pflanzlicher Nahrung verhindern, daß alle Fette aus dem Darm aufgenommen werden.

★

Noch nicht sicher geklärt wurde bisher, ob neben Prostata- und Brustdrüsenkrebs auch noch andere Krebsformen mit hormonellen Veränderungen in Zusammenhang stehen. Ausschließen läßt sich das nicht, es gibt aber auch keine ausreichenden Erkenntnisse dazu.

★

Hormone als Krebsverursacher werden auch von der Schulmedizin ernstgenommen. Bei manchen Krebskrankheiten setzt man sie zur Therapie ein, insbesondere beim Prostatakrebs, der durch gegengeschlechtliche (also weibliche) Sexualhormone gebessert werden kann.

## Krebs und Seelenleben – Die psychosomatischen Krebsursachen

Die ersten Hinweise auf seelische Krebsfaktoren gibt es schon lange, aber sie wurden kaum beachtet. Erst die moderne psychosomatische Medizin konnte inzwischen genügend wissenschaftliche Beweise dafür erbringen, daß seelische Einflüsse bei vielen (oder allen) Krebserkrankungen eine Rolle spielen. Aber sie werden in der Vorsorge, Therapie und Nachbehandlung bisher nur in Ausnahmefällen von der offiziellen Krebsmedizin mitbehandelt.
Noch nicht genau bekannt ist, wie seelische Störungen den Krebs begünstigen können. Hauptsächlich schwächen sie vermutlich die körpereigenen Abwehrkräfte und verändern vielleicht auch noch über das vegetative Nervensystem den Stoffwechsel und andere Körperfunktionen, aber das bleibt bisher Theorie. Für die praktische Arbeit spielt das auch keine Rolle. Man kann so sicher von seelischen Krebsursachen ausgehen, daß es fast schon als »Kunstfehler« anzusehen ist, wenn sie nicht ausreichend berücksichtigt werden.

**Nach allem, was die psychosomatische Medizin bisher feststellen konnte, kommt hauptsächlich folgenden seelischen Faktoren erhebliche Bedeutung bei der Krebsentstehung zu:**

- ▷ Neigung zur Unterdrückung eigener Bedürfnisse bis hin zur Selbstaufgabe, hinter der aber keine echte Selbstlosigkeit als Lebensgrundeinstellung steht, sondern die Angst vor der Ablehnung durch andere, deren Zuneigung auf diese Weise »erkauft« werden soll; dieses Verhalten steht auch mit mangelndem Selbstwertgefühl in Beziehung, das vor Konflikten mit der Umwelt zurückschreckt.
- ▷ Übersteigertes Streben nach Harmonie und einer heilen Fassade um jeden Preis vor allem in der Familie; deshalb werden die unvermeidlichen Konflikte des Alltags nicht offen ausgetragen, sondern unverarbeitet unterdrückt, und Aggressionen nicht gezeigt, sondern »geschluckt«, wobei sie sich dann gegen die eigene Gesundheit richten können.
- ▷ Unvermögen zum richtigen Umgang mit Gefühlen, der im Elternhaus wegen einer gefühlsfeindlichen Erziehung nicht erlernt und auch später nicht mehr erarbeitet wurde; Gefühlsäußerungen sind verpönt, allenfalls aus besonderem Anlaß einmal in abgeschwächter Form erlaubt, ansonsten werden sie unterdrückt; das bedeutet aber nicht, daß die Betroffenen kein reiches

Gefühlsleben hätten; durch ihr Verhalten werden die Gefühlsbedürfnisse chronisch frustriert, was hohen, krebsbegünstigenden Dauerstreß darstellt.

- ▷ Übertriebenes Leistungsstreben, das die Betroffenen häufig dauernd überfordert und nie befriedigt werden kann, so daß sich keine Erfolgserlebnisse zur Hebung des Selbstwertgefühls einstellen; das erklärt sich im allgemeinen aus dem Einfluß der Erziehung, die großen Wert auf Fleiß und Leistung legte.
- ▷ Strenge Beachtung sozialer und moralischer Regeln und Normen, die kaum noch Freiräume läßt, sondern das ganze Leben starr reglementiert; auch dahinter stehen in der Regel Erziehungsinhalte, die so tief eingeprägt wurden, daß sie vom Erwachsenen nicht mehr aus eigener Kraft durchbrochen werden können.

Daneben können noch andere seelische Faktoren eine Rolle spielen, die sich aus der lebensgeschichtlichen Entwicklung erklären. Aber die vorstehenden seelischen Fehlhaltungen scheinen bei den meisten Krebspatienten doch von zentraler Bedeutung zu sein.
Außerdem bedeutet natürlich die Diagnose einer Krebskrankheit eine extreme seelische Belastung für die Patienten, die ihre Erkrankung erheblich verschlimmern und Rückfälle vorprogrammieren kann, wenn sie im Rahmen der ganzheitlichen Krebstherapie nicht mitbehandelt wird. Die heile Fassade geht mit der Diagnose zu Bruch, das Leistungsstreben läßt sich nicht mehr befolgen, negative Gefühle, wie Angst und Verzweiflung, werden übermächtig, können aber nicht oder nur abgeschwächt und mit Schuld- und Schamgefühlen verbunden gezeigt werden. Das alles steht einer erfolgreichen Krebsbehandlung im Weg.

★

Aus der Sicht der Biomedizin, die Krankheiten stets ganzheitlich als körperlich-seelisches Geschehen auffaßt, spielt die seelische Betreuung der Krebspatienten eine große (vielleicht die entscheidende) Rolle. Aus der Fachliteratur kennen wir genügend Fälle, in denen Krebs allein durch die Heilkraft der Seele besiegt wurde. Der offiziellen Krebsmedizin dagegen genügen die bisherigen Beweise für die Zusammenhänge zwischen Krebs und Seele nicht, die sich nur schwer mit ihren einseitig körperlichen Vorstellungen vereinbaren ließen. In den USA hingegen gehört die psychosomatische Krebsbehandlung heute auch an vielen Kliniken schon ganz selbstverständlich in den Therapieplan. Von dort stammen auch einige wichtige, speziell für Krebspatienten entwickelte Methoden der Psychotherapie, die später noch ausführlich vorgestellt werden.

## Zusammenfassung

1. Krebskrankheiten kennt man schon lange nicht nur beim Menschen, sondern auch bei Tieren und Pflanzen. Die starke Zunahme von Krebs im 20. Jahrhundert beweist aber, daß zivilisatorische Einflüsse mit dazu beitragen.

2. Als häufigste zivilisationsbedingte Krebsursachen gelten Ernährungsfehler, insbesondere übermäßiger Verzehr von Fetten und denaturierten Kohlenhydraten bei gleichzeitigem Mangel an vital- und ballaststoffreicher pflanzlicher Rohkost. Außerdem tragen Bewegungsmangel mit unzureichender Sauerstoffversorgung der Zellen und der Streß des heutigen Alltags mit zur Krebsentstehung bei.

3. Bei den krebserzeugenden Stoffen stehen Konservierungsmittel und andere Nahrungsmittelzusätze sowie das Genußmittel Nikotin im Vordergrund, ferner spielen Schadstoffe der Umwelt und am Arbeitsplatz eine zunehmend wichtigere Rolle.

4. Als gefährlichste Strahlung gilt die Radioaktivität, weil es wahrscheinlich keine völlig unschädliche Strahlendosis gibt. In den letzten Jahrhunderten hat sich die radioaktive Belastung durch überirdische Atombombenversuche und besonders durch das Reaktorunglück in Tschernobyl deutlich erhöht, hinzu kommt der vermehrte Einsatz von Strahlen in der Medizin. Nicht so bedenklich sind ultraviolette Strahlen, die heute aber um der begehrten Hautbräune willen oft zu hoch dosiert werden und dann das Hautkrebsrisiko stark erhöhen.

5. Noch umstritten, aber nicht mehr wegzudiskutieren sind krebserzeugende »Erdstrahlen«, die vor allem über Verwerfungen der Erdkruste und Kreuzungen von Wasseradern verstärkt auftreten; sie müssen wahrscheinlich als eine der Grundursachen der Zellentartung überhaupt betrachtet werden.

6. Virusinfektionen mit langsam wirkenden Krankheitserregern tragen zu einigen Krebsformen bei, ihre Bedeutung konnte aber noch nicht ausreichend geklärt werden.

7. Die hormonellen Störungen, die Prostata- und Brustdrüsenkrebs mit verursachen können, erklären sich letztlich aus der übermäßigen Fettzufuhr mit der üblichen Ernährung, die den Hormonhaushalt aus dem Gleichgewicht bringt.

8. Seelische Faktoren begünstigen vermutlich durch Schwächung der Körperabwehr die Krebsentwicklung. Hauptsächlich stehen sie mit ungünstigen Erziehungseinflüssen in Zusammenhang, die

später nicht überwunden wurden. Besonders fällt bei vielen Krebskranken das übersteigerte Leistungs-, Harmonie- und Aufopferungsstreben auf, das Selbstverwirklichung, befriedigende Gefühlsbeziehungen und offenes Austragen unausweichlicher Konflikte verhindert.

9 Vererbt wird Krebs nur bei knapp 1 % aller Fälle. Die oft beobachtete familiäre Häufung von Krebskrankheiten erklärt sich meist aus anerzogenen Fehlern der Ernährung und Lebensweise, seelischen Störungen, deren Wurzeln häufig ebenfalls weit in die Kindheit zurückreichen, und angeborenen Organminderwertigkeiten.

10 Im allgemeinen bestehen immer mehrere Krebsfaktoren, die einander in ihrer schädlichen Wirkung verstärken. Einige davon, vor allem falsche Ernährung und Lebensweise, lassen sich leicht verändern; mit den anderen kann der Organismus dann oft aus eigener Kraft fertig werden.

Krebs ist also keine »unheimliche« Krankheit und kein unabwendbares Schicksal. Wir kennen seine Hauptursachen und können versuchen, so viele wie möglich frühzeitig auszuschalten. Und wenn Krebs bereits besteht, kann er als eine schwere Krise verstanden werden, deren Überwindung am Anfang eines gesundheitsbewußteren, sinnvolleren Lebens steht. So betrachtet verliert die Krankheit einiges an Schrecken – und die Überwindung der Angst bildet eine wesentliche Voraussetzung für die Heilung.

## Entstehung der Krebskrankheiten

Zur Entstehung der krebsigen Zellentartung bestehen zwischen biologischer und offizieller Krebsmedizin einige gravierende Unterschiede. Sie rühren hauptsächlich davon her, daß die Biomedizin Krebs nicht als örtlich begrenzte Krankheit versteht, wie es trotz zahlreicher Gegenbeweise noch immer Lehrmeinung der Schulmedizin ist.

Auf den ersten Blick mag es so scheinen, als sei diese Frage lediglich von akademischem Interesse für die Grundlagenforschung, aber das stimmt nicht. Je nachdem, ob man Krebs als örtliche oder allgemeine Erkrankung betrachtet, fällt die Therapie und Nachsorge ganz unterschiedlich aus – und eine wirksame Krebsvorsorge ist bei der einseitigen schulmedizinischen Auffassung kaum möglich, sieht man einmal vom Meiden bestimmter krebserzeugender Stoffe ab.

Natürlich ignoriert die Biomedizin nicht die Forschungsergebnisse der Schulmedizin, wie es umgekehrt leider meist der Fall ist. Vielmehr erweitert sie diese durch eigene Erkenntnisse zu einer in den Grundzügen nahezu abgeschlossenen Theorie, die fast alle Grundfragen zur Krebsentstehung zufriedenstellend beantworten kann. Die rein schulmedizinischen Vorstellungen dagegen weisen noch erhebliche Lücken auf und können deshalb nicht befriedigen. Nach und nach werden sie aber unter dem Druck der nicht mehr bestreitbaren Tatsachen durch biomedizinische Ansichten ausgefüllt. Typisches Beispiel dafür sind die körpereigenen Abwehrkräfte, denen die Naturmedizin seit eh und je größte Bedeutung in der Krebstherapie beimißt, während die offizielle Krebsmedizin sie lange ignorierte. Inzwischen, nachdem alle neu entwickelten Behandlungsversuche nicht zum entscheidenden Durchbruch führten, besinnt sich auch die Schulmedizin wieder auf den »inneren Arzt« als wirksamste Hilfe im Kampf gegen Krebs.

## Krebs als örtliche Krankheit – Die schulmedizinischen Theorien

Die Schulmedizin erklärt die Krebsentstehung heute durch mehrere Theorien, die aber alle unbefriedigend bleiben und einander zum Teil sogar widersprechen. Allen gemeinsam ist, daß sie Krebs als zunächst nur örtlich begrenzte Krankheit verstehen, die sich erst im weiteren Krankheitsverlauf in den übrigen Körper ausbreiten kann. Daran orientiert sich auch die konventionelle Krebsbehandlung.
Im Prinzip lassen sich die verschiedenen Theorien der Schulmedizin in zwei Gruppen zusammenfassen: *Chemische* und *Reiztheorie.*

**Chemische Theorie:**
Sie beruht auf der Beobachtung, daß heute rund 1000 verschiedene Stoffe bekannt sind, die Krebs begünstigen oder erzeugen (die wichtigsten stellten wir schon vor), indem sie vermutlich die Erbinformationen in den Zellen stören; bei längerer Einwirkung geht dabei die Kontrolle über die Zellteilung, die normalerweise die ungehemmte Wucherung verhindert, völlig verloren.

**Reiztheorie:**
Nach dieser Vorstellung führen chronische Reizungen der Zellen durch chemische Stoffe, Strahlung, chronische Entzündungen und Geschwüre, ständige Hitze- oder Druckeinwirkung, manche körpereigene Absonderungen, Parasiten und ähnliches zunächst zur noch gutartigen vermehrten Zellteilung mit überschießender Neu-

bildung von Gewebe, dessen Zellen nicht mehr ganz ausgereift sind; dadurch wehrt der Körper sich gegen die Reizung und versucht, Geschwüre und andere Defekte zu beseitigen; später können die Zellen dann krebsig entarten. Auf diese Weise entstehen zum Beispiel Nieren-, Blasen- und Gallenblasenkrebs bei Steinleiden, Magenkrebs bei chronischen Entzündungen oder Geschwüren der Magenschleimhaut, Lippenkrebs durch Hitzeeinwirkung bei Pfeifenrauchern oder Speiseröhrenkrebs durch Mißbrauch »harter« Alkoholika.

★

Zusammengefaßt werden alle Theorien in der *Informationstheorie,* die krebsige Zellentartungen aus Störungen der Erbinformationen in den Zellen erklärt. Sie beruht auf der Vorstellung, daß jede Zelle in ihren Erbinformationen den »Bauplan« des Körpers enthält und sich deshalb normalerweise entsprechend den Bedürfnissen des gesamten Körpers kontrolliert teilt. Durch chronische Reizungen und Einwirkung krebserzeugender chemischer Stoffe wird dieser Kontrollmechanismus gestört. Entweder treten dabei Veränderungen an den Erbinformationen selbst auf oder sie werden bei der Zellteilung nicht mehr korrekt befolgt. In beiden Fällen kann es zur hemmungslos-zerstörerischen Zellwucherung kommen.

Der Übergang von der gesunden zur Krebszelle vollzieht sich nach dieser Theorie vermutlich in *zwei Schritten.* Spezielle Krebsfaktoren, insbesondere die schon beschriebenen Karzinogene, bewirken zunächst, daß die Zellen durch Veränderung ihrer Erbinformationen überhaupt in der Lage sind, sich unkontrolliert zu teilen. Dieser Zustand dauert oft Jahrzehnte, ehe sich tatsächlich ein Tumor bildet; diese Zeitspanne bezeichnet man als *Latenz-(Ruhe-)phase.* Hinzu kommen andere Krebsfaktoren, vor allem chronische Reizungen, die für sich allein wahrscheinlich keinen Krebs verursachen. Vielmehr wirken sie als »Promotoren« auf die Zellen, die durch Veränderungen ihrer Erbinformationen zur hemmungslosen Zellteilung fähig sind. Anders ausgedrückt: *»Promotoren«* bringen die vorher nur latent vorhandene Fähigkeit zur Zellwucherung in Gang und können die Latenzzeit erheblich abkürzen.

Auch die Tatsache, daß Krebs bevorzugt ab der Lebensmitte beginnt, läßt sich aus dieser Informationstheorie erklären. Da es Jahrzehnte dauert, ehe die speziellen Krebsfaktoren zur Zellwucherung führen, und im Verlauf des Lebens die zivilisatorischen Krebsfaktoren (»Promotoren«) meist häufiger werden, entsteht der Tumor vorwiegend in der zweiten Lebenshälfte. Begünstigt wird er dann auch noch dadurch, daß sich im Lauf des Lebens unabhängig von krebserzeugenden Einflüssen durch Alterung vermehrt Fehler bei der Zellteilung einschleichen.

## Vorstellungen der Biomedizin

Die biologische Krebsmedizin erkennt zwar die zuvor vorgestellten Theorien der Schulmedizin an, begnügt sich aber nicht damit, denn sie lassen noch viele Fragen offen. Zusätzlich bringt sie praktische Beobachtungen und teils schon wissenschaftlich exakt nachgewiesene, teils noch umstrittene Erkenntnisse ein, um Krebs umfassender zu erklären. Das führt dazu, daß Krebs als Allgemeinerkrankung verstanden wird, die lange vor der Entartung der ersten Zelle vor allem mit Störungen der Zellatmung und der Körperabwehr beginnt, also auch noch verhütet werden kann, ehe eine winzige Geschwulst im frühsten Stadium nachgewiesen werden kann.

### *Krebs als Allgemeinkrankheit*

Krebskrankheiten beginnen nicht mit der örtlich begrenzten Entartung von Zellen, obwohl erst sie bei ausreichend weit fortgeschrittenem Krankheitsprozeß zu eindeutigen Symptomen führt. Die Zellentartung ist vielmehr das Ergebnis einer Krankheit, die Jahre bis Jahrzehnte vorher begann und den gesamten Organismus betrifft. Die Schulmedizin geht aber davon aus, daß in dieser Latenzphase noch keine Erkrankung besteht.
Diese einseitige Auffassung wirft vor allem die zentrale Frage auf, weshalb die Latenzperiode bei einigen Menschen in die akute Krebskrankheit übergeht, während andere, die genau den gleichen schädlichen Reizen (zum Beispiel beim Rauchen) ausgesetzt sind, nicht erkranken. Nur wenn man bereits für die Latenzzeit verschiedene krankhafte körperliche Veränderungen annimmt, kann man diese Frage zufriedenstellend klären.

★

Zwei krankhafte Störungen, die den gesamten Organismus betreffen, sind nach Ansicht der Biomedizin für Krebskranke während der Latenzzeit typisch: *Veränderungen des Zellstoffwechsels* (Zellatmung) und *Schwächung der Körperabwehr.* Sie schaffen die Voraussetzungen dafür, daß sich die Erbinformationen in den Zellen verändern und später irgendwo im Körper eine Krebsgeschwulst entsteht. Wo sie auftreten wird, läßt sich nicht zuverlässig abschätzen; bevorzugt betreffen die Zellentartungen den »Ort des geringsten Widerstands«, also Organe und Gewebe, die bereits durch andere Störungen vorgeschädigt wurden.

## *Störungen der Zellatmung*

Als Zellatmung (-stoffwechsel) bezeichnet man die Verwertung der Nahrungsbestandteile in den Zellen, wobei unter anderem Energie entsteht. Gesunde Zellen benötigen dazu Sauerstoff, der ihnen mit dem Blut zugeführt wird.

Kein Geringerer als der Nobelpreisträger PROFESSOR WARBURG wies schon in den 20er Jahren nach, daß sich bei entartenden Zellen der Stoffwechsel verändert. Anstelle von Sauerstoff, den sie nicht mehr verwerten können, verwenden sie die aus primitiven Gärungsprozessen gewonnene Energie, um ihre Grundfunktionen zu sichern. Die Störung der Zellatmung, ein Merkmal jeder Krebszelle, entwikkelt sich allmählich während der Latenzzeit. Verursacht wird sie durch die Blockade der für die Sauerstoffverwertung notwendigen Atmungsfermente in den Zellen, die vor allem durch *falsche, vitalstoffarme Ernährung* und *Einwirkung krebserzeugender Stoffe* entsteht. Hinzu kommt häufig noch chronischer *Sauerstoffmangel* durch hektische Kurzatmung und Bewegungsmangel, zwei Faktoren, die heute weit verbreitet sind. Am Ende der langjährigen Entgleisung des Stoffwechsels deckt die Zelle ihren gesamten Energiebedarf dann nur noch durch Gärung. Damit beginnt endgültig die Entwicklung des Tumors durch Wucherung der geschädigten Zellen. Die Veränderung des Zellstoffwechsels betrifft den gesamten Organismus einschließlich der roten Blutkörperchen, führt aber zunächst nur am »Ort des geringsten Widerstands« zur krebsigen Entartung der Zellen. Unbehandelt begünstigt sie die Ausbreitung der Krebserkrankung im gesamten Körper.

★

Durch spezielle Diagnoseverfahren, die von der Schulmedizin noch nicht anerkannt werden, weil sie nicht genau erklärbar sind, läßt sich die Stoffwechselentgleisung frühzeitig nachweisen und noch vor Beginn der Tumorwucherung gezielt behandeln. Weil man davon in der offiziellen Krebsmedizin keinen Gebrauch macht, verspielt man eine der wichtigen Chancen zur Diagnose von Vorkrebsstadien, die sich noch recht einfach und zuverlässig beseitigen ließen.

## *Schwächung der Körperabwehr*

Der »innere Arzt«, also die Gesamtheit der Abwehr- und Selbstheilungsregulationen des Körpers, kann praktisch jede Krankheit verhüten oder aus eigener Kraft heilen, auch Krebs. Die entarteten Zellen werden im allgemeinen von verschiedenen Abwehrstoffen als körperfremd erkannt und sofort bekämpft, so daß sich überhaupt kein Tumor entwickeln kann.

Wahrscheinlich treten bei allen Menschen zwischendurch (manche Fachleute meinen sogar jede Woche einmal) einige entartete Zellen auf, weil bei rund 60 Billionen Zellen des Körpers die Zellteilung nicht immer ganz korrekt abläuft. Solange die Abwehr gut arbeitet, bilden Außenseiter kein Risiko, sondern werden rasch vernichtet.

Aber die körpereigenen Abwehrkräfte können durch vielerlei Einflüsse geschwächt werden. Kälte, Nässe und Zugluft, die hauptsächlich *Erkältungskrankheiten* begünstigen, können solche Faktoren sein, Verweichlichung durch *Mangel an Bewegung* in der frischen Luft und *falsche Ernährung*, die zu wenig lebenswichtige Vitalstoffe zuführt, und – nicht zu vergessen – *seelische Faktoren*, die wahrscheinlich bei vielen Krebskranken eine nicht zu unterschätzende Rolle bei der Abwehrschwächung spielen. Alle diese Ursachen müssen aber über längere Zeit bestehen und durch andere krebsbegünstigende Einflüsse ergänzt werden, ehe es zur nicht mehr abzuwehrenden Ausbreitung entarteter Zellen kommt.

★

Auch aus dieser Vorstellung der Biomedizin zur Krebsentstehung, die mittlerweile – wenn auch langsam – in der offiziellen Krebsmedizin an Bedeutung gewinnt, kann man erklären, weshalb längst nicht alle gefährdeten Menschen an Krebs erkranken. Bei den einen funktioniert die Abwehr trotz aller schädlichen Einflüsse noch ausreichend, um eine Ausbreitung der entarteten Zellen zu verhindern, bei den anderen versagen die Selbstheilungsregulationen. Zu den Hauptzielen der Krebsvorsorge, -therapie und -nachbehandlung muß es deshalb gehören, den »inneren Arzt« so zu aktivieren, daß er sich wieder erfolgreich mit den Krebszellen auseinandersetzen kann.

**Zusammenfassung**

❶ Nur ein Teil der Menschen, die den gleichen krebsbegünstigenden Einflüssen ausgesetzt sind, erkrankt tatsächlich akut an bösartigen Tumoren. Deshalb kann die übliche Vorstellung vom Krebs als örtlich begrenzter Krankheit nicht aufrechterhalten werden. Krebs bedeutet eine Allgemeinkrankheit, die hauptsächlich durch Störungen des Zellstoffwechsels mit Übergang von der normalen Sauerstoffverwertung zur primitiven Gärung und durch Schwächung der Körperabwehr gekennzeichnet wird. Sie ermöglichen erst die spätere hemmungslos-zerstörerische Zellwucherung, die bevorzugt an bereits auf andere Weise vorgeschädigten Organen und Geweben beginnt.

❷ Verursacht werden die allgemeinen Stoffwechsel- und Abwehrstörungen vornehmlich durch Fehler der Ernährung und Lebensweise, die heute weit verbreitet sind. Wenn man sie rechtzeitig beseitigt, läßt sich die krebsige Entartung der Zellen nach jahrebis jahrzehntelangem unbemerktem Krankheitsverlauf noch verhindern.

❸ Die örtliche bösartige Zellwucherung entsteht beim Vorliegen der genannten allgemeinen Voraussetzungen nach schulmedizinischen Vorstellungen, wenn sich die Erbinformationen in den Zellen durch chronische Reizungen und dauernd einwirkende krebserzeugende Stoffe so verändern, daß die Zellteilung nicht mehr dem Bauplan für den gesamten Körper folgt, sondern davon unabhängig zerstörerisch überschießt.

Wenn sich das Verständnis von Krebs als Allgemeinkrankheit endlich auch in der Schulmedizin durchsetzte und zu entsprechenden Konsequenzen für die Vorsorge und Therapie führte, ließe sich damit bald ein deutlicher Rückgang der Krebserkrankungen und -todesfälle erreichen. Darauf besteht aber vorläufig noch keine Hoffnung, denn die Erkenntnisse der Biomedizin können sich nur schwer gegen die Dogmen der offiziellen Medizin durchsetzen. Um so mehr muß jeder Krebsgefährdete (und das sind wir alle mehr oder weniger) oder Krebskranke im Rahmen seiner Möglichkeiten als medizinischer Laie diese Erfahrungen der biologischen Medizin selbst nutzen. Dazu leitet dieses Buch an.

# Eigenschaften der Krebszellen

Eines der wichtigsten Merkmale jeder Krebszelle, ihr abnormer Gärungsstoffwechsel, wurde im vorangegangenen Kapitel bereits beschrieben, weil sich daraus die Krebsentstehung mit erklärt. Weitere typische Eigenschaften entarteter Zellen sind hemmungslose Wucherung in die gesunde Umgebung, Ausschüttung giftiger Stoffwechselprodukte in den gesamten Körper und Aussaat von Tochterzellen, die über den Blut- und Lymphweg in den übrigen Organismus gelangen und dort weitere Tumoren erzeugen.

## Entartung des Stoffwechsels

Wie bereits erklärt, steht die Veränderung des Zellstoffwechsels am Anfang der Krebskrankheit. Sie beginnt lange vor der unkontrollierten Wucherung der ersten Zellen und geht einher mit allmählicher

Umstellung der Zellatmung von normaler Sauerstoffverwertung auf den abnormen Gärungsstoffwechsel.
Da man Gärungsvorgänge nur bei primitiven Lebensformen kennt, bedeutet diese Stoffwechselveränderung einen Rückfall in die Zeit, als die ersten Lebewesen die Erde besiedelten. Damals enthielt die Atmosphäre noch keinen Sauerstoff, und die Energiegewinnung war nur durch Gärungsprozesse möglich. Dem entspricht, daß Krebszellen immer in unreifer, unterentwickelter Form auftreten, also auch in dieser Hinsicht ein Rückschritt eintritt.
Die Entartung des Stoffwechsels folgt dem obersten Prinzip der Natur – Selbsterhaltung um jeden Preis. Da die Krebszellen keine normalen Stoffwechselvorgänge mit Sauerstoff mehr durchführen können, erhalten sie durch Gärung wenigstens ihre Grundfunktionen aufrecht. Dieser »Egoismus« geht zu Lasten des gesamten Körpers, von dessen Regulationen sich der Tumor abkoppelt.

★

In jedem Stadium kann die Entartung des Stoffwechsels wieder rückgängig gemacht werden. Wenn das frühzeitig erfolgt, kommt es überhaupt nicht zur Geschwulst. Aber auch die erfolgreiche Krebsbehandlung und Nachsorge, die Rückfälle und Tochtergeschwülste verhindern soll, gelingt nur dann, wenn der Gärungsstoffwechsel normalisiert wird. Dazu stehen neben der unentbehrlichen Krebsdiät verschiedene Naturheilmittel zur Verfügung.

## Ungehemmt-zerstörerisches Wachstum

Unabhängig davon, welchem Organ oder Gewebe sie angehört und welche Funktionen sie erfüllt, enthält jede einzelne Zelle in ihren Erbinformationen den »Bauplan« des ganzen Körpers. Deshalb kann sie sich auch entsprechend den Bedürfnissen des Gesamtorganismus geordnet teilen.

★

Bei Krebszellen erfolgt die Teilung losgelöst vom Gesamtplan, weil die Erbinformationen entweder nicht mehr richtig abgelesen werden können oder durch krebserzeugende Einflüsse geschädigt wurden. Wenn es der Körperabwehr nicht gelingt, die entarteten Zellen rechtzeitig zu vernichten, werden sie zu »Anarchisten«, die nur noch ihren eigenen Bedürfnissen folgen und den restlichen Körper dadurch in seiner Lebensfähigkeit gefährden. Dieser »Amoklauf« gehört zu den typischen Eigenschaften der Krebszellen, die von beiden Richtungen der Krebsmedizin anerkannt werden.

Die zerstörerisch-invasive (infiltrative) Teilung der entarteten Zellen, die keiner Kontrolle mehr unterliegen, verläuft unterschiedlich schnell. Manche Tumoren dehnen sich sehr rasch in die gesunde Umgebung aus, andere wuchern nur langsam oder bleiben sogar lange Zeit stationär, wenn sie nicht durch äußere Einflüsse gereizt werden. Zu solchen Reizungen gehören auch *diagnostische* und *therapeutische Maßnahmen.* Sie machen manchmal – um mit den Worten des bekannten Medizinkritikers PROFESSOR HACKETHAL zu sprechen – aus einem recht harmlosen »Haustierkrebs« den schnell wuchernden »Raubtierkrebs«. Deshalb muß gerade im höheren Alter, wenn die Zellteilung ohnehin auch bei Krebszellen verlangsamt ist, sorgfältig überlegt werden, ob Manipulationen am stationären oder nur langsam wuchernden Tumor überhaupt zu vertreten sind. Oft liegt in solchen Fällen nämlich die natürliche Lebenserwartung der Betroffenen geringer als die Zeit, die der Tumor braucht, um zu ernsteren Symptomen zu führen. Das läßt sich aber immer nur je nach Einzelfall beurteilen.

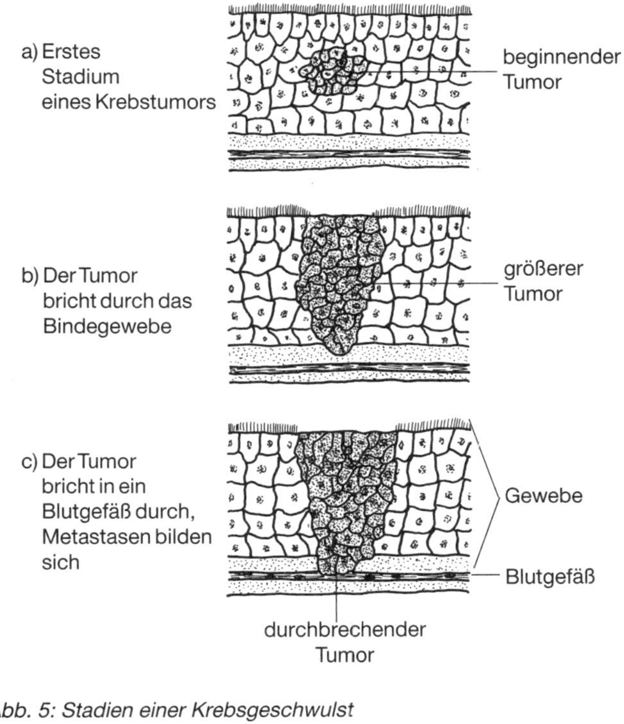


*Abb. 5: Stadien einer Krebsgeschwulst*

Ob allein die veränderten Erbinformationen zum hemmungslosen Zellwachstum führen oder daneben noch andere gestörte Regelmechanismen eine Rolle spielen, konnte noch nicht endgültig geklärt werden. Der Nobelpreisträger SZENT-GYÖRGYI entdeckte zum Beispiel erst vor kurzem zwei Hormone mit Einfluß auf die Zellteilung, und zwar *Promin*, das die Teilung auslöst, und *Retin*, das sie wieder hemmt. Welche Bedeutung diesen beiden körpereigenen Stoffen bei der Krebsentstehung zukommt und ob sie möglicherweise auch einmal in der Krebstherapie genutzt werden können, steht bisher noch nicht fest. Da aber auch diese beiden Hormone letztlich aufgrund von Erbinformationen im Körper gebildet werden, stößt man doch wieder auf die weiter vorne beschriebene Informationstheorie zur Krebsentstehung.

## Bildung schädlicher Stoffwechselprodukte

In jeder Sekunde entstehen im Stoffwechsel des lebenden Körpers Schadstoffe. Sie müssen in der Leber entgiftet und dann über Nieren und Darm ausgeschieden werden.
Der abnorme Gärungsstoffwechsel der Krebszellen erzeugt Stoffwechselprodukte, auf deren Entgiftung der Organismus nur unzulänglich vorbereitet ist. Zwar versucht er, sie so gut wie möglich unschädlich zu machen, wobei vor allem die Leber stark belastet wird, aber das gelingt nur teilweise.

★

Die nicht entgifteten, längere Zeit im Körper verbleibenden Stoffwechselprodukte dringen im Verlauf der Krankheit in immer mehr gesunde Zellen ein und blockieren vor allem deren normale Sauerstoffatmung. Dadurch wird der Stoffwechsel empfindlich gestört; und schließlich gehen die gesunden Zellen an den Giften aus den Krebszellen und den von ihnen selbst produzierten schädlichen Stoffen zugrunde. Dieser Vorgang betrifft den ganzen Körper, schwächt die Abwehrkräfte weiter und verschlimmert die örtliche Krebskrankheit. Im Endstadium können die Stoffwechselgifte den gesamten Organismus förmlich überschwemmen. Das allein führt nicht selten zum tödlichen Ausgang und stellt im Vergleich zum örtlichen Ersttumor die größere Gefahr dar.

★

Gefährliche Giftstoffe entstehen außerdem, wenn eine Krebsgeschwulst zerfällt. Dazu kann es kommen, wenn die Blutversorgung des Tumors nicht mehr mit seinem raschen Wachstum Schritt hält oder wenn die Krebszellen durch Bestrahlung und/oder chemische

Arzneimittel zerstört werden. Auch in diesen Fällen treten die Gifte zum Teil so massiert auf, daß sie viele gesunde Zellen zerstören und schlimmstenfalls zum Tod führen.

★

Schließlich können auch noch andere Giftstoffe den Körper hoffnungslos überfordern und zusammen mit den schädlichen Stoffwechselprodukten aus den Krebszellen zum tödlichen Risiko werden. Sie stammen hauptsächlich aus dem Darm, weil bei fast jedem Krebskranken die nützliche Bakterienflora unterschiedlich schwer geschädigt ist und außerdem bei vielen auch noch chronische Darmträgheit besteht. Das führt zu Fäulnis- und Gärungsprozessen im Darmkanal, bei denen Giftstoffe entstehen und durch die Darmwand in den Körper gelangen. Bei chronischer Darmträgheit werden zudem vermehrt krebserzeugende Stoffe aus dem Stuhl aufgenommen.

★

Den Gefahren, die mit der Selbstvergiftung des Körpers bei Krebs drohen, muß frühzeitig begegnet werden. Deshalb gehören Maßnahmen zur erhöhten Giftausscheidung, Sanierung der Darmflora, Regulierung der Stuhlentleerung und zum Leberschutz zu den unterstützend angewendeten Heilverfahren der biologischen Krebsmedizin. In der Schulmedizin kennt man diese Gefahren zwar auch, vernachlässigt diese Zusatztherapie aber oft wegen des einseitigen Veständnisses von Krebs als örtlich begrenzter Krankheit.

## Streuung von Tochterzellen

Die Mehrzahl der Krebstodesfälle erklärt sich nicht durch den Erst-(Primär-)tumor, sondern aus der im vorangegangenen Kapitel beschriebenen Überschwemmung des Körpers mit Giftstoffen und vor allem aus den Tochtergeschwülsten. Diese Metastasen entstehen, wenn sich einzelne Krebszellen vom Primärtumor lösen und sich in anderen Körpergebieten ansiedeln. Falls sie von der Körperabwehr nicht frühzeitig erkannt und vernichtet werden, entwickeln sich daraus neue Geschwülste, selbst wenn der Ersttumor vollständig beseitigt wurde. Aus diesem Grund spricht man auch nach einer erfolgreichen Behandlung des Primärtumors nicht gleich von Heilung, sondern erst dann, wenn die nächsten fünf Jahre ohne Rückfall überlebt werden.

Wegen der Gefahren der Metastasierung, zu der es auch bei diagnostischen und therapeutischen Manipulationen am Primärtumor kommen kann, spielt die Krebsnachsorge eine besonders wichtige Rolle. Sie muß vor allem die Abwehr derart anregen, daß sie die

Tochterzellen vollständig zerstören kann. Diese Nachsorge sollte über lange Zeit durchgeführt werden – am besten lebenslang, denn auch die gelungene Krebsoperation beseitigt ja lediglich die örtliche Geschwulst, aber nicht die allgemeinen Krebsursachen. Dazu gehört neben der medizinischen auch die seelische Betreuung. Nach wissenschaftlichen Untersuchungen in England überleben bis zu 80 % aller Krebskranken, die ihre Krankheit kämpferisch als Herausforderung annehmen und positive Lebenseinstellungen entwikkeln, aber nur etwa 20 % der Patienten, die sich von ihrer Angst und Verzweiflung überwältigen lassen oder versuchen, die Krankheit ins Unbewußte zu verdrängen, die kritische *Fünf-Jahres-Grenze.*

★

Die Tochtergeschwulste werden nach folgenden Gesichtspunkten eingeteilt. Nach ihrem Sitz unterscheidet man *örtliche Metastasen* in der nächsten Umgebung des Ersttumors, *regionäre Metastasen* in den Lymphknoten, die dem krebskranken Organ am nächsten liegen (beim Brustdrüsenkrebs zum Beispiel in den Achselhöhlen), und *Fernmetastasen* in weiter entfernten Organen und Lymphknoten.

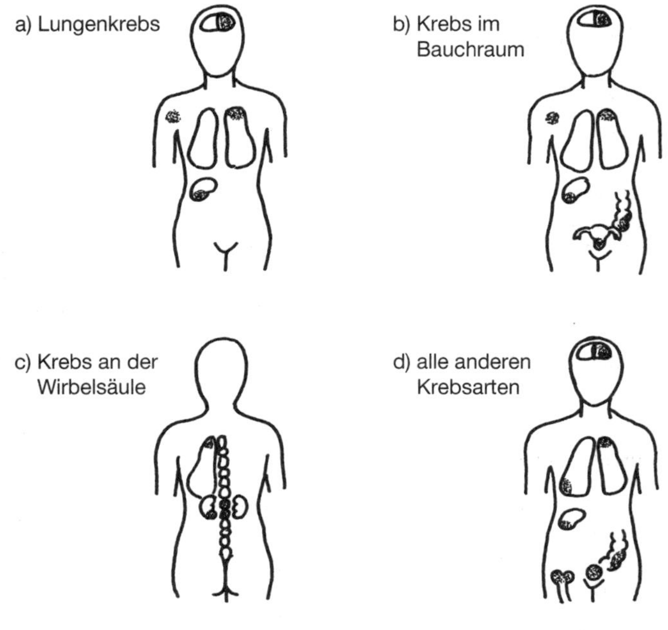


*Abb. 6: Häufige Metastasierung bestimmter Krebsformen*

Da die Streuung der Tochterzellen aus dem Ersttumor zum Teil durch die vorhandenen Blut- und Lymphgefäßverbindungen beeinflußt wird, treten bei vielen Krebsformen die Metastasen gehäuft in bestimmten anderen Organen auf. Besonders oft kommen Tochtergeschwülste in Leber und Lungen vor, weil diese beiden Organe als eine Art Filter wirken.

**Abhängig von der Art der Ausbreitung der Tochterzellen im Körper unterteilt man die Metastasen wie folgt:**

- Blut- und Lymphmetastasen, wenn die Tochterzellen über die Blut- und Lymphbahnen im Körper verteilt wurden; Lymphmetastasen treten bei allen Krebsformen besonders oft auf, Blutmetastasen bevorzugt bei Sarkomen.
- Implantationsmetastasen durch Aussaat von Tochterzellen in Körperhöhlen, vor allem Metastasen des Bauchfells bei Primärtumoren am Magen und Darm.
- Abklatschmetastasen durch Berührung des Tumors mit anderen Körperflächen, zum Beispiel bei Magenkrebs, der beim Kontakt mit der anderen Magenwand auf diese übertragen werden kann.
- Impfmetastasen durch Streuung von Tochterzellen nach Manipulationen am Primärtumor, vor allem bei diagnostischen und therapeutischen chirurgischen Maßnahmen.

Die Heilungsaussichten bei Krebskrankheiten hängen entscheidend mit davon ab, ob der Tumor noch örtlich begrenzt ist oder bereits Metastasen in der nächsten Umgebung oder gar in der Ferne bestehen – und sie werden maßgeblich von der erfolgreichen Nachsorge beeinflußt, die den Körper in die Lage versetzen muß, mit Tumorresten, einzelnen Tochterzellen und beginnenden Metastasen aus eigener Kraft fertig zu werden. Nur die ganzheitlich-biologische Krebsnachsorge bietet dafür günstige Voraussetzungen, die schulmedizinische Strahl- und Arzneimittelbehandlung dagegen schwächt die Körperabwehr oft noch weiter.

**Zusammenfassung**

❶ Zu den Grundeigenschaften jeder Krebszelle gehört ihr Unvermögen, den Energiebedarf auf normale Weise unter Verwendung von Sauerstoff zu decken. Der Gärungsstoffwechsel, zu dem sie übergeht, entspricht dem primitiver erster Lebensformen auf der Erde. Dieser Rückfall entartender Zellen in Primitivformen wird auch daran erkennbar, daß sie unreif und unterentwickelt bleiben.

2 Wegen der gestörten Erbinformationen können Krebszellen bei der Teilung nicht mehr dem »Bauplan« für den gesamten Körper folgen, sondern vermehren sich unkontrolliert und dringen dabei zerstörerisch in die gesunde Umgebung vor. Manche Krebsformen wachsen nur langsam oder bleiben sogar lange Zeit örtlich begrenzt, andere dehnen sich sehr rasch aus. Das bestimmt mit, wie bösartig eine Krebskrankheit verläuft.

3 Im abnormen Gärungsstoffwechsel und beim Zerfall von Tumoren entstehen Stoffwechselgifte, die gesunde Zellen schwer schädigen und zum Tod führen können. Weitere Giftstoffe entwickeln sich durch Gärungs- und Fäulnisprozesse im Darm, dessen nützliche Bakterienflora bei Krebs fast immer gestört ist. Verschlimmert wird die Situation noch durch die verbreitete chronische Darmträgheit, weil dabei ebenfalls vermehrt Gifte in den Körper gelangen.

4 Krebstumore neigen dazu, hauptsächlich über Blut- und Lymphbahnen Tochterzellen in den übrigen Körper zu streuen, wo sich bei mangelnder Abwehrkraft Metastasen bilden. Die Heilungsaussichten hängen mit davon ab, wie weit die Metastasierung fortgeschritten ist und ob es bei der Nachsorge gelingt, die Körperabwehr ausreichend gegen die Tochterzellen anzuregen.

★

Die Kenntnis von den Eigenschaften der Krebszellen weist den erfolgversprechenden Weg zur ganzheitlichen Vorsorge, Therapie und Nachbehandlung von Krebskrankheiten. Die krankhaften Zellveränderungen lassen sich zum Teil wieder rückgängig machen, die nicht mehr zu heilenden Zellen können durch die Körperabwehr vernichtet werden. Das gelingt aber nur, wenn man Krebs nicht einseitig als örtliche Krankheit mit möglichen Folgen für den übrigen Körper, sondern als Allgemeinerkrankung mit dem lokalen Tumor als auffälligstem Symptom versteht.

## Die häufigsten Krebserkrankungen

Krebs ist nicht gleich Krebs, dieser umgangssprachliche Oberbegriff gilt strenggenommen nur für bestimmte Tumorformen. Wissenschaftlich unterscheidet man *Karzinome*, *Sarkome* und *krebsige Erkrankungen des Blut-* und *Lymphsystems.*

## Formen des Krebses

Der Übergang von der gesunden zur hemmungslos-zerstörerisch wuchernden Zelle vollzieht sich meist langsam im Verlauf von Jahren bis Jahrzehnten. Während dieser Zeit können sich als Krebsvorstufen am »Ort des geringsten Widerstands« die *Präkanzerosen* entwickeln. Erst im weiteren Verlauf führen Abwehrschwäche, Stoffwechselentartung und Störungen der Erbinformationen in den Zellen dann zur eigentlichen Krebskrankheit, sofern die Vorstufen nicht behandelt werden.

### *Vorkrebsstadien*

Das Vorstadium einer Krebserkrankung bleibt oft unbemerkt und kann schulmedizinisch nicht diagnostiziert werden, weil noch keine nachweisbaren Veränderungen an den Zellen bestehen. Die Biomedizin dagegen verfügt über diagnostische Methoden, mit deren Hilfe sich die krebstypischen Stoffwechselveränderungen nachweisen lassen.

Bei manchen Krebskrankheiten kommt es aber zu *typischen Vorstufen,* die man auch durch die übliche Diagnostik entdeckt. Dabei handelt es sich noch nicht um Krebs, sondern lediglich um eine Zellveränderung, die gutartig bleiben, aber auch krebsig entarten kann. Zum Teil lassen sich solche Präkanzerosen auch von den Betroffenen selbst erkennen. Beim geringsten Verdacht sollten Sie unverzüglich den Therapeuten aufsuchen, damit der Befund zuverlässig geklärt und die notwendige Behandlung eingeleitet werden kann.

**Als häufigste Präkanzerosen kennen wir folgende Veränderungen:**

- ▷ *Schleimhautwucherungen* (Polypen) in Magen, Darm, Harnblase, Gebärmutter oder Nasen-Rachen-Raum, die nur durch fachmännische Untersuchung entdeckt werden; sie verursachen teilweise frühzeitig Beschwerden, so daß die Betroffenen oft bald zur Untersuchung kommen; manche Polypen entarten häufig, andere nur selten. Falls sie nicht beseitigt werden können, ist regelmäßige fachmännische Kontrolle erforderlich, damit man beim drohenden Übergang in Krebs rasch einschreiten kann.
- ▷ *Weißlich-körnige Flecken* (Leukoplakie) an der Schleimhaut, die an Lippen, Zunge, Wangen und Rachen bevorzugt bei Alkohol- und Nikotinmißbrauch entstehen und bei der empfehlenswerten Selbstinspektion dieser Körperregionen erkennbar sind; nur

durch fachmännische Untersuchung lassen sich Leukoplakien in Kehlkopf, Speiseröhre, Scheide und am Muttermund feststellen. Da nicht voraussehbar ist, ob es tatsächlich zur krebsigen Entartung kommt, sollten auch Leukoplakien vorsorglich entfernt oder zumindest regelmäßig fachmännisch überwacht werden.

▷ *Steinleiden* der Nieren und vor allem der Gallenblase können als Präkanzerosen im weiteren Sinn verstanden werden, weil sie durch chronische Reizung häufiger zu Krebs der betroffenen Organe führen. Gefährdet sind vor allem Frauen, die mehrere Kinder geboren haben, weil sich bei ihnen etwa siebenmal häufiger Gallensteine und fünfmal häufiger Gallenblasenkrebs entwickelt als bei Männern; durch rechtzeitige Behandlung, die notfalls in der Entfernung der Gallenblase besteht, wird dieses Risiko vollständig beseitigt.

▷ *Präkanzerosen der Haut,* die besonders leicht auch für die Betroffenen selbst erkennbar und meist einfach zu beseitigen sind. Als mögliche bis wahrscheinliche Krebsvorstadien gelten chronische Geschwüre (zum Beispiel das Unterschenkelgeschwür bei Krampfadern), schlecht heilende Wunden und Narben sowie braune, warzenartige Hautverdickungen, die vor allem durch dauernde übermäßige UV-Bestrahlung oder Röntgenstrahlen entstehen. Außerdem können Muttermale als mögliche Vorstufen von Hautkrebs betrachtet werden, obwohl das Risiko der Entartung relativ gering bleibt, solange man nicht daran manipuliert.

Mit höherer Wahrscheinlichkeit führen die bräunlich-roten, oft juckenden und von einem entzündlichen roten Hof umgebenen *Altersflecken* und ihre Sonderform, das zum Teil mehrere Zentimeter lange Hauthorn an Stirn, Ohren und Nase, später zum Hautkrebs. Da es sich hier aber um eine Präkanzerose handelt, die bevorzugt im höheren Lebensalter beginnt, genügt die normale Lebenserwartung oft nicht mehr, um daraus akuten Krebs entstehen zu lassen.

Schließlich kennen wir noch die *Paget'sche Krankheit* mit geröteten, schuppenden und nässenden Hautveränderungen an den Brustwarzen vor allem bei Frauen und die *Bowen'sche Krankheit* mit schuppenden Hautknötchen im Gesicht und am Körper oder geröteten Knötchen an den Geschlechtsteilen als Präkanzerosen, aus denen später mit höherer Wahrscheinlichkeit akuter Hautkrebs entsteht.

Wenn eine Präkanzerose festgestellt wurde, besteht noch kein Anlaß zur übermäßigen Sorge (sie könnte als seelischer Krebsfaktor die Zellentartung sogar beschleunigen). Die Veränderungen lassen sich bei Bedarf meist durch einen kleinen chirurgischen Eingriff entfernen oder können – wenn eine Operation nicht erforderlich erscheint – zukünftig regelmäßig vom Fachmann überwacht werden. Damit darf man sich allerdings nicht begnügen. Jede Präkanzerose zeigt an, daß im Körper Störungen vorliegen, die das Krebsrisiko auch dann noch erhöhen, wenn die örtliche Vorstufe des Krebses beseitigt wurde. Die vernünftige Reaktion auf dieses Warnzeichen muß also in der allgemeinen Krebsvorsorge bestehen; dazu gehören insbesondere Veränderung aller Fehler bei der Ernährung und Lebensweise und Meiden aller krebserzeugender Stoffe, soweit das möglich ist. Diese Maßnahmen führt man am besten lebenslang durch, dann sinkt das Risiko einer akuten Krebserkrankung trotz der Präkanzerose meist sogar unter das übliche Maß, weil die häufigsten Grundursachen des Krebses damit ausgeschaltet werden. Raucher können auf diese Weise selbst nach langjährigem Nikotinmißbrauch allmählich ihr hohes Krebsrisiko wieder normalisieren, wobei sich Präkanzerosen oft vollständig zurückbilden.

## *Karzinom und Sarkom*

Das griechische Wort *Karzinom* wurde von dem bekanntesten antiken Arzt HIPPOKRATES in die medizinische Fachsprache eingeführt. Er verstand darunter alle Geschwüre, die nicht abheilen wollten. Später wendete man die Bezeichnung dann für bestimmte Krebserkrankungen der Brustdrüsen an, deren Ausläufer an die Glieder eines Krebses erinnern. Inzwischen faßt man im medizinischen Sprachgebrauch unter Karzinomen alle bösartigen Geschwülste zusammen, die von den Deck-(Epithel-)zellen der Haut oder Schleimhaut und von Drüsenzellen ausgehen. Nach dem Zelltyp, Anteil des Binde- und Epithelgewebes und anderen Eigenschaften werden die Karzinome nochmals untergliedert; aber es erübrigt sich, darauf noch genauer einzugehen.
Alle Karzinome wachsen zerstörerisch in ihre gesunde Umgebung und streuen vor allem über die Lymphbahnen, aber auch über die Blutgefäße und auf andere Weise Tochterzellen in den übrigen Körper.

★

Im Gegensatz zu Karzinomen gehen *Sarkome* nicht von den oberflächlichen Deckzellen, sondern vom Bindegewebe aus. Deshalb betreffen sie vorwiegend Muskeln, Knochen und Knorpelgewebe.

Auch von den Bindegewebszellen der Haut können Sarkome ausgehen, nicht selten entstehen sie hier aber erst durch tiefere Sarkome und Fernmetastasen. Weitere Gewebe, an denen sich Sarkome entwickeln können, sind Fett- und Nervenzellen, Blutgefäße, Speichel- und Schleimdrüsen der Mundhöhle, Luftröhre und große Bronchien. Ferner gehört zu den Sarkomen eine Krebskrankheit, die gewöhnlich sehr selten vorkommt, in letzter Zeit aber im Zusammenhang mit AIDS bekannt wurde, das *Kaposi-Sarkom*. Es beginnt im AIDS-Endstadium vor allem an der Haut der Hand- und Fußrücken mit symmetrischen blau-roten Knoten, die im weiteren Verlauf größere Hautbezirke und innere Organe befallen. Bisher endet dieses Sarkom stets tödlich.

Auch die Sarkome dringen zerstörerisch in das umgebende Gewebe vor. Tochterzellen werden auf verschiedene Weise ausgestreut, bevorzugt über die Blutgefäße.

Selten treten Mischformen auf, bei denen gleichzeitig Wucherungen der Epithel- und Bindegewebszellen bestehen. Sie werden als *Karzinosarkome* bezeichnet.

## *Blut- und Lymphkrebs*

Der Blutkrebs (Leukämie) entsteht nicht im Blut selbst, sondern geht bei der myeloischen Leukämie vom Knochenmark, bei der lymphatischen Form von der Milz und den Lymphknoten aus, wo die weißen Blutkörperchen gebildet werden. Hier treten krebsartige Wucherungen auf. Sie verlaufen besonders bei Kindern und Jugendlichen oft akut, bei Erwachsenen häufiger chronisch.
In der Mehrzahl der Fälle erhöht sich die Zahl der weißen Blutkörperchen extrem. Da sie aber nicht mehr funktionsfähig sind, erfüllen sie ihre lebenswichtigen Abwehraufgaben nicht mehr. Deshalb leiden die Patienten häufig unter schweren Infektionen, die tödlich enden können, auch wenn sie für Gesunde keine Gefahr darstellen. Seltener beschränkt sich der Anstieg der weißen Blutkörperchen auf das Knochenmark. Dann werden hier die anderen Zellen, die rote Blutkörperchen und Blutplättchen produzieren, allmählich verdrängt, und es tritt Blutarmut und Gerinnungsschwäche mit schweren Blutungen auf.

★

Unter den Krebskrankheiten des Lymphsystems spielt vor allem die Lymphogranulomatose eine wichtige Rolle, die in vier verschieden schweren Stadien verläuft. Besonders bösartig ist Stadium vier, das man auch als *Hodgkinsches Sarkom* bezeichnet. Die Krebswucherungen gehen im allgemeinen von den Lymphknoten aus und können die inneren Organe befallen. Dann kommt es bevorzugt zu Tumoren der Leber, Milz, Lungen und des Knochenmarks.

**Zusammenfassung**

❶ Bösartige Geschwulstkrankheiten, die man umgangssprachlich unter dem Oberbegriff Krebs zusammenfaßt, entstehen und verlaufen nicht alle gleich, je nach Krebsart gibt es einige wichtige Unterschiede.

❷ Nach den Geweben, von denen die Wucherungen ausgehen, unterscheidet man Karzinome und Sarkome. Die Karzinome entstehen in den oberflächlichen Deck-(Epithel-)zellen und in Drüsenzellen, die Sarkome dagegen im Bindegewebe vor allem der Knochen, Muskeln, Haut, Blutgefäße, Nerven und anderer Organe mit Bindegewebsanteil. Beiden Arten ist gemeinsam, daß sie zerstörerisch in die gesunde Umgebung vordringen und Tochterzellen in den übrigen Körper streuen.

❸ Blutkrebs entsteht durch krebsige Wucherungen in Knochenmark, Lymphknoten und Milz. Dabei nimmt die Zahl der weißen Blutkörperchen stark zu und die Produktion roter Blutkörperchen und Blutplättchen kann behindert werden. Da die für die Abwehr zuständigen weißen Blutkörperchen aber nicht mehr funktionsfähig sind, wird die Abwehr geschwächt, und selbst leichtere Infektionskrankheiten können tödlich enden.

❹ Lymphkrebs geht meist von den Lymphknoten aus und befällt im weiteren Verlauf verschiedene innere Organe. Er verläuft in unterschiedlich schweren Stadien.

❺ Da Krebskrankheiten sich im allgemeinen langsam entwickeln, kommt es bei manchen Formen zu Vorkrebsstadien, aus denen später ein Tumor hervorgehen kann (aber nicht muß), wenn sie nicht rechtzeitig behandelt werden. Dazu gehören gutartige Schleimhautwucherungen (Polypen), weißliche Flecke der Schleimhaut, Altersflecke, andere Hautveränderungen und im weiteren Sinn auch Gallen- und Nierensteine. Zum Teil können diese Vorkrebskrankheiten auch durch Selbstuntersuchung erkannt werden.

Nachdem wir jetzt die Grundformen bösartiger Geschwülste kennen, stellen wir im nächsten Kapitel einige besonders häufige Krebserkrankungen der Organe genauer vor. Diese Informationen tragen mit zur Krebsvorsorge und -früherkennung bei.

## Wichtige Krebserkrankungen einzelner Organsysteme

Krebs kann praktisch an allen Geweben auftreten. Manche Geschwülste kommen selten vor, andere so häufig, daß man sie fast als »Zivilisationsseuchen« bezeichnen kann. Letztere stehen so gut wie immer auch mit Fehlern der Ernährung und Lebensweise in den westlichen Industrienationen in Zusammenhang.

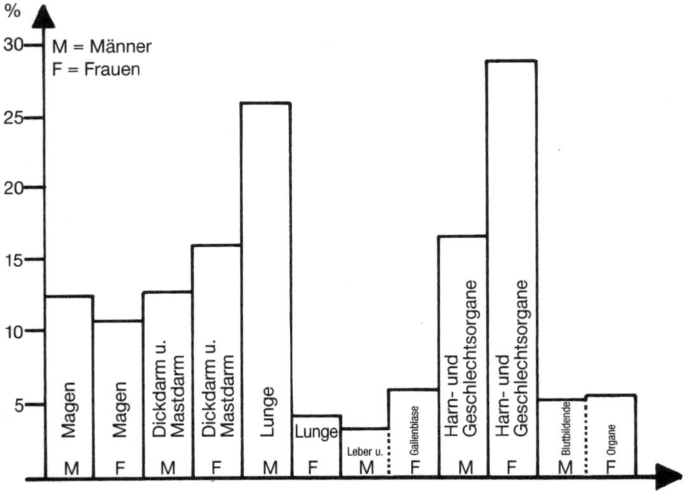


*Abb. 7: Häufigste Krebs-Krankheiten*

## *Geschlechtsorgane*

Sieht man vom Krebs der Vorsteherdrüse ab, handelt es sich bei Tumoren der Geschlechtsorgane um typische »Frauenkrankheiten«. Gut ein Viertel aller Krebskrankheiten der Frau geht von den Geschlechtsorganen aus, hauptsächlich von den Brustdrüsen (häufigster Organkrebs bei Frauen), dem Gebärmutterhals und -körper.

### Gebärmutterhalskrebs

Die Krankheit geht von der Gewebsgrenze zwischen Gebärmutterhalskanal und Scheidenwand aus. Vorwiegend betrifft sie Frauen zwischen dem 40. und 60. Lebensjahr, die Kinder geboren haben (nur 5 % der Patientinnen sind kinderlos), so daß man Geburten als ein gewisses Risiko betrachten kann. Hinzu kommen häufiger Ausfluß und vor allem hormonelle Störungen, die mit zu reichlichem Fettverzehr in Zusammenhang stehen.

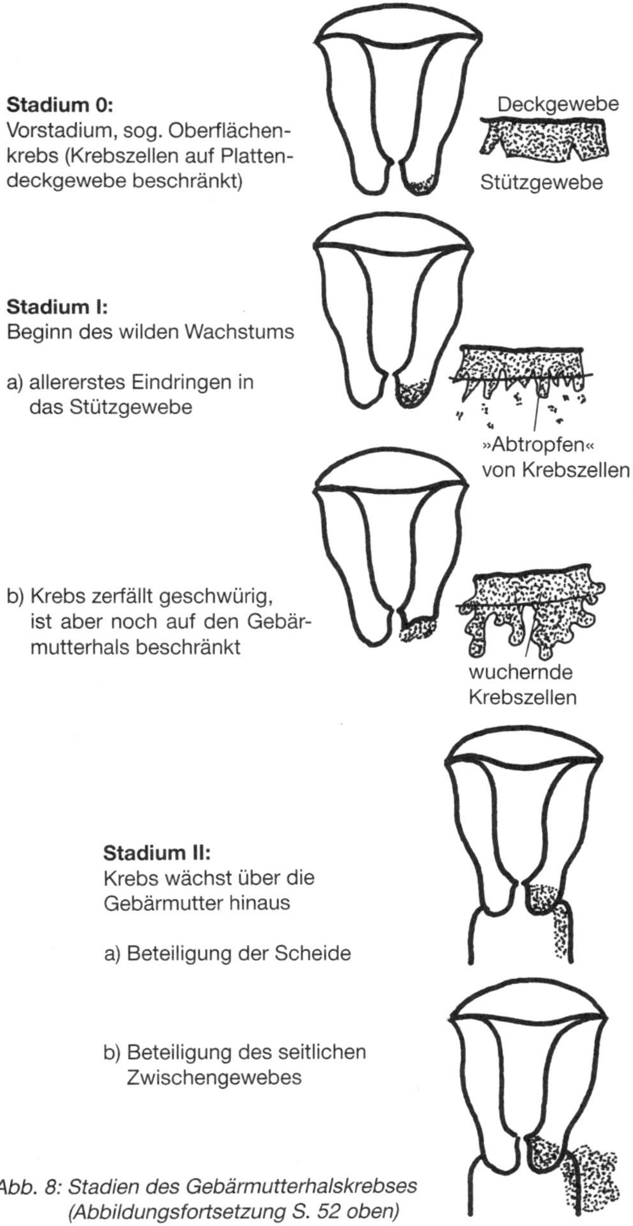


*Abb. 8: Stadien des Gebärmutterhalskrebses*
*(Abbildungsfortsetzung S. 52 oben)*

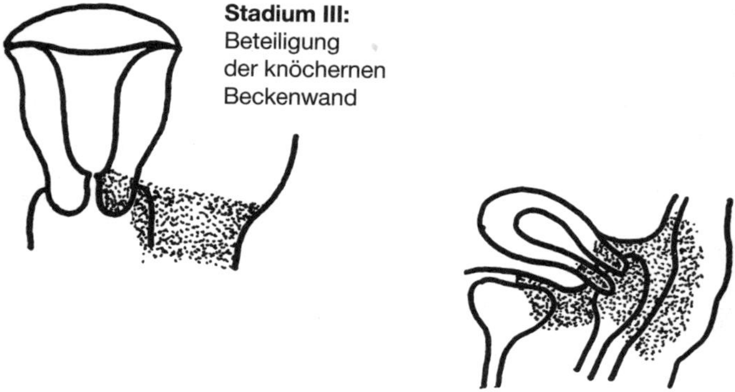


*Abb. 8: (Fortsetzung)*

Im Vorstadium treten keinerlei Symptome auf, es kann nur mikroskopisch im Rahmen der Vorsorgeuntersuchung erkannt werden. Durch einfache Behandlung kann es bei fast allen Frauen vollständig geheilt werden. Unbehandelt geht aus den oberflächlichen Zellveränderungen des Vorstadiums im Lauf von Monaten bis Jahren der Tumor hervor. Dann kommt es zu unregelmäßigen Blutungen auch nach den Wechseljahren und zu rötlichem, fleischfarbigem oder bräunlich-schmierigem Ausfluß. Die Heilungsaussichten sind jetzt immer noch günstig, aber längst nicht mehr so gut wie im Vorstadium. Bei fortgeschrittenen Geschwülsten, die zu blutig-eitrigem Ausfluß, Schmerzen, Fieber, Stuhl- und Harnverhaltung führen, ist die Prognose ungünstig.

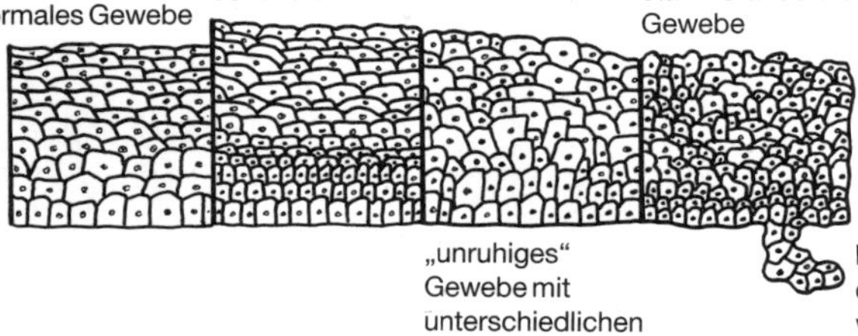


*Abb. 9: Krebsentwicklung am Muttermund*

**Gebärmutterkrebs**
Auch diese Krankheit verläuft in mehreren Stadien. Bevorzugt tritt sie bei Frauen ab den Wechseljahren auf. Im ersten Stadium wird nur die Schleimhaut betroffen, von der aus die Geschwulst in die Gebärmuttermuskulatur eindringt. Das führt zu starkem Ausfluß und unregelmäßigen Blutungen auch nach beendetem Klimakterium. Die Heilungsaussichten sind in diesem Stadium günstig.

Im zweiten Stadium erfaßt der Tumor den Gebärmutterhals, im dritten Stadium auch andere Organe des kleinen Beckens und im letzten Stadium Mastdarm und Harnblase. Die Blutungen verstärken sich im Verlauf der Krankheit, Eiter kommt hinzu, Blutarmut und starke Abmagerung treten auf, und allmählich nehmen die Schmerzen stark zu. Die Aussichten auf dauerhafte Heilung verschlechtern sich rapide.

**Brustdrüsenkrebs**
Diese Krebskrankheit betrifft zu 98 % Frauen, 2 % aller Fälle treten aber bei Männern auf. Gehäuft beginnt sie zwischen dem 45. und 70. Lebensjahr. Man erklärt die Erkrankung teilweise aus Hormonstörungen durch übermäßigen Fettverzehr, ferner scheint das Stillen nach Geburten einen gewissen Schutz zu bieten, denn nach der Statistik erkranken Frauen seltener, die ihre Kinder ausreichend lange stillten.

Brustdrüsenkrebs beginnt meist mit einem harten Knoten in der Brust, der bei der empfehlenswerten regelmäßigen Selbstuntersuchung der Brüste oft erkannt wird. Bei sofortiger Behandlung liegen die Heilungsaussichten bei bis zu 90 %. Ohne Therapie kommt es im weiteren Verlauf zur Einziehung der Haut oder Brustwarze über der Geschwulst oder zur Schrumpfung der Brust; dann bricht der Tumor als Geschwür durch die Haut oder breitet sich als harte Platte unter der Haut des Brustkorbs aus. Die Heilungschancen liegen jetzt nur noch bei etwa 25 bis 30 %.

Sonderformen des Brustkrebses führen zur rissigen Rötung der Brustwarze oder zu Verhärtungen der Haut über der Brust, die sich wie eine Orangenschale verändert.

Diese drei Krebsformen machen 90 % aller Genitalkrebserkrankungen der Frau aus, die restlichen 10 % entfallen auf Tumoren der Eierstöcke, Eileiter und Scheide. Sie führen anfangs meist nur zu unklarem Druck- und Völlegefühl im Bauch oder zur Vergrößerung der Leistenlymphknoten und werden deshalb oft zu spät behandelt.

Auch wenn die üblichen Vorsorgeuntersuchungen umstritten sind, bieten sie doch die einzige anerkannte Möglichkeit zur Frühdiagnose von Krebskrankheiten der weiblichen Geschlechtsorgane. Sie sollten deshalb trotz aller Vorbehalte von jeder Frau regelmäßig wahrgenommen werden.

**Prostatakrebs**

Auch Männer ab 45 Jahren sollten regelmäßig zur Krebsvorsorgeuntersuchung gehen, denn im Frühstadium verursacht der Krebs der Vorsteherdrüse keine nennenswerten Beschwerden. Wenn erst einmal Blut im Urin oder Samen, Störungen bei der Harnentleerung, Schmerzen und Metastasen aufgetreten sind, verschlechtern sich die anfangs günstigen Heilungsaussichten rasch.

Prostatakrebs gilt als häufigster Organkrebs des Mannes und steht mit Hormonstörungen in Zusammenhang, die durch zu fettreiche Ernährung verursacht werden können. Daneben diskutiert man noch weitere verbreitete Fehler der Lebensführung und auch altersbedingte hormonelle Veränderungen. Zum Teil geht der Prostatakrebs aus einer anfangs gutartigen Vergrößerung der Drüse hervor, die auf ähnliche Ursachen zurückzuführen ist und häufig vorkommt.

## *Atemwege*

Unter den Krebserkrankungen der Atemwege steht das *Bronchialkarzinom* mit Abstand an erster Stelle; seit der Jahrhundertwende hat sich die Zahl der Erkrankungen um das 40fache erhöht. Männer leiden bisher noch sieben- bis zehnmal häufiger als Frauen darunter; da Frauen aber vor ungefähr 20 Jahren vermehrt mit dem Rauchen (der wichtigsten Ursache) begannen, nimmt die Krankheit inzwischen auch bei ihnen erheblich zu.
Häufiger kommt es im Bereich der Atemwege auch noch zum Kehlkopfkrebs, während Lungenkrebs nur selten primär, sondern hauptsächlich durch Metastasierung entsteht.

**Bronchialkrebs**

Das Karzinom der Bronchialschleimhaut tritt bei jedem siebten Raucher auf, der 20 Jahre lang täglich 20 Zigaretten raucht. Inzwischen trägt auch die wachsende Umweltbelastung mit dazu bei, aber ihr Anteil beträgt höchstens 20 %.
Da Bronchialkrebs im Anfangsstadium kaum Symptome verursacht, sich rasch ausbreitet und frühzeitig metastasiert, sind die Heilungsaussichten ungünstig. Als typische Frühwarnzeichen, die

aber oft auf die leichte Schulter genommen werden, gelten chronische Bronchialkatarrhe mit trockenem Husten vor allem morgens. Sie können auf ein Vorkrebsstadium, zum Teil aber auch schon auf das beginnende Tumorwachstum hinweisen.
Wenn der Auswurf Blutfasern und Eiter enthält oder himbeergeleeartig gefärbt ist, Druck- und Fremdkörpergefühl hinter dem Brustbein und Schmerzen in Brust und Rücken bestehen, ist die Krankheit schon weiter fortgeschritten. Im Endstadium kommt es zu quälendem Husten, Atemnot, starken Schmerzen und rascher Abmagerung; die Heilungsaussichten sind praktisch gleich Null.
Vor Bronchialkrebs gibt es nur einen wirksamen Schutz: Verzicht auf Nikotin so früh wie möglich (am besten überhaupt nie mit Rauchen anfangen), dann können sich sogar Vorkrebsstadien allmählich wieder zurückbilden.

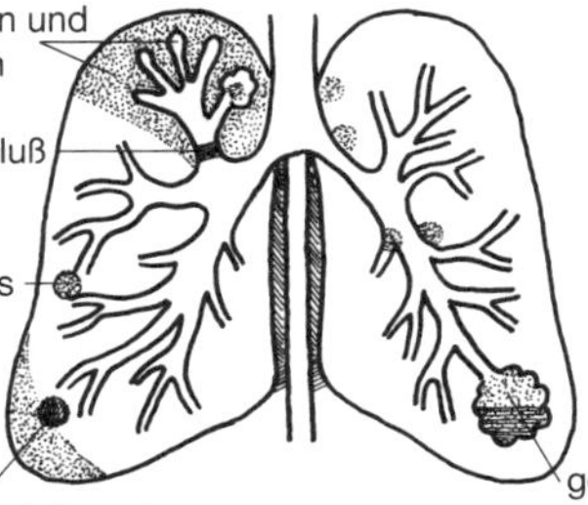


*Abb. 10: Verschiedene Formen des Bronchialkrebses*

## Kehlkopfkrebs

Auch diese Krebserkrankung, die bevorzugt bei älteren Männern auftritt, steht mit dem Rauchen in Zusammenhang. Hinzu kommt oft noch häufiger Konsum »harter« Alkoholika. Außerdem können chronische Kehlkopf-, Hals-, Rachen- und Nasenentzündungen die krebsige Entartung der Kehlkopfschleimhaut begünstigen.
Die Heilungsaussichten hängen von der frühzeitigen Diagnose und dem Sitz des Tumors ab. Zu den Warnzeichen, die sofort untersucht werden müssen, gehören chronische Heiserkeit, Fremdkörpergefühl im Hals, Schluckbeschwerden und Schwellung der Halslymphknoten. Wenn stärkerer Husten, blutiger Auswurf und Schmerzen auftreten, ist die Krankheit schon weiter fortgeschritten und Heilung kaum noch möglich.

**Lungenkrebs**
Wenn umgangssprachlich von Lungenkrebs die Rede ist, meint man im allgemeinen das Bronchialkarzinom. Primärtumoren der Lungen kommen nämlich nur selten vor. Um so häufiger drohen Metastasen in den Lungen, denn sie wirken wie ein Filter, in dem sich die Tochterzellen anderer Tumore verfangen.
Die Symptome ähneln denen des Bronchialkarzinoms, also vor allem chronischer Husten mit spärlichem Auswurf, der Blut und Eiter enthält, später starke Atemnot und rascher körperlicher Verfall. Nur im Frühstadium kann Heilung erwartet werden.

## *Verdauungsorgane*

Krebserkrankungen im Verdauungssystem kommen recht oft vor und erklären sich zum Teil mit aus den falschen Ernährungsgewohnheiten in den westlichen Industrienationen. Typisches Beispiel dafür ist der Dickdarmkrebs, bei dem die ungenügende Versorgung mit pflanzlichen Ballaststoffen zweifellos eine entscheidende Rolle spielt. Hauptsächlich treten die Tumore am Magen, Dick- und Enddarm auf, bei Frauen auch noch an der Gallenblase.

**Dick- und Enddarmkrebs**
Tumore des Darms betreffen vorwiegend den Dick- und Enddarm und machen rund 20 % aller Krebserkrankungen aus. Als wichtigste Ursache gilt die zu fettreiche, ballaststoffarme Zivilisationskost. Bei frühzeitiger Diagnose bestehen günstige Heilungschancen; da aber im Anfangsstadium oft keine eindeutigen Symptome bestehen, sollte man ab dem 45. Lebensjahr regelmäßig zur Vorsorgeuntersuchung gehen, bei der über zwei Drittel aller Enddarmkarzinome mit dem Finger ertastet werden können.

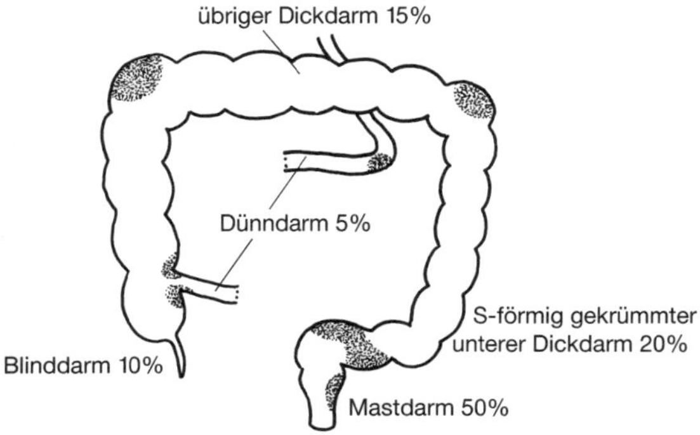


*Abb. 11: Häufigkeit von Krebs an den einzelnen Darmabschnitten*

Krebs des oberen Dickdarms führt zunächst zum Wechsel zwischen Verstopfung und Durchfall; später kommen Gas- und Kotstauungen, im fortgeschrittenen Stadium kolikartige Bauchschmerzen, Blut- und Eiterbeimengungen im Stuhl, Appetitmangel und Gewichtsverlust hinzu. Die Heilungsaussichten verschlechtern sich dann deutlich.

★

Beim Enddarmkrebs, der vor allem Männer zwischen 50 und 70 Jahren betrifft, treten als erste Symptome häufiger Stuhldrang mit Schleim und Blut im Stuhl auf. Im weiteren Verlauf häufen sich die Blutungen, der Stuhldrang wird zwanghaft, wobei Durchfall und Verstopfung abwechseln können. Oft wird der Stuhl bandförmig oder nur noch bleistiftdick. Schmerzen treten erst im weit fortgeschrittenen Stadium stärker auf.
Auch wenn sie keinen absolut sicheren Schutz vor diesen beiden Krebskrankheiten bietet, kann doch allein schon die vollwertige Ernährung mit ausreichend Ballaststoffen, die für regelmäßige Darmentleerung sorgen, das Risiko deutlich vermindern.

**Gallenblasenkrebs**

Er betrifft vorwiegend Frauen, und zwar aus noch ungeklärten Gründen besonders jene, die mehrere Kinder geboren haben. Am Anfang steht bei 75 % aller Erkrankungen ein chronisches, nicht behandeltes Gallensteinleiden. Der ständige Reiz, den die Steine ausüben, führt allmählich zur Zellentartung, das Tumorwachstum setzt meist ab dem 60. Lebensjahr ein.
Im Frühstadium, das günstige Heilungsaussichten hat, treten nur unklare allgemeine Verdauungsbeschwerden und leichtes Druckgefühl im rechten Oberbauch auf. Später kommt es dann zu Schmerzen, Gelbsucht, starker Blutarmut und rascher Abmagerung, frühzeitig bilden sich auch Metastasen vor allem in der benachbarten Leber.
Zur Vorbeugung des Gallenblasenkrebses müssen Gallensteinleiden unbedingt ausgeheilt werden. Gelingt das nicht, entfernt man besser frühzeitig das Organ.

**Magenkrebs**

Krebs der Magenschleimhaut wie auch der Bauchspeicheldrüse (Pankreas) entwickelt sich meist langsam, wird aber wegen fehlender eindeutiger Frühsymptome oft erst dann bemerkt, wenn sich bereits Metastasen gebildet haben. Dann sind die Heilungschancen ungünstig. Widerwillen gegen Fleisch und andere Nahrungsmittel, Appetitmangel und unklares Druck- und Völlegefühl gehören zu den ersten möglichen Warnzeichen, die vor allem von Patienten mit chronischen Entzündungen oder Geschwüren nicht auf die leichte Schulter genommen werden dürfen. Ein unbehandeltes Magenkarzinom verursacht schlechten Geschmack im Mund, fauliges Aufstoßen, Erbrechen (oft mit Blut) und Blutbeimengungen im Stuhl, die teils nur durch den Hämocculttest nachgewiesen werden können, starke Abmagerung und zunehmende Schmerzen.

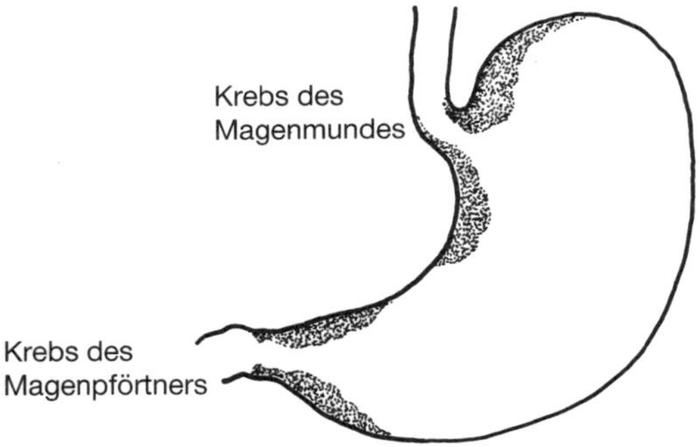


*Abb. 12: Bevorzugte Lokalisation des Magenkrebses*

Der Magenkrebs beginnt meist zwischen dem 40. und 60. Lebensjahr und tritt bei Männern ungefähr doppelt so oft wie bei Frauen auf. Besonders gefährdet sind Menschen mit chronischem Magensäuremangel und/oder schlecht heilenden Entzündungen und Geschwüren mit Schwund der Magenschleimhaut. Auch bei der perniziösen Anämie, einer besonders schweren Form der Blutarmut, besteht ein erhöhtes Risiko. Hinzu kommen meist Ernährungsfehler, die mit für die vermehrte Bildung von Nitrosaminen im Magen verantwortlich sind, und wahrscheinlich auch massive seelische Einflüsse (sie und vielleicht auch ungünstige Erbanlagen spielen auch bei Magengeschwüren meist eine wichtige Rolle).

**Leberkrebs**

Da die Leber ähnlich wie die Lungen als Filter wirkt, treten hier die meisten Metastasen auf. Ein Ersttumor der Leber entsteht bei uns seltener, meist bei alkoholbedingten Leberschäden oder durch Giftstoffe in verschimmelter Nahrung. In Afrika und anderen armen Ländern, wo aus Not auch schimmliges Getreide verzehrt wird, treten primäre Lebertumoren wesentlich häufiger auf.

Wegen der zentralen Bedeutung der Leber für über 500 zum Teil lebenswichtige chemische Prozesse im Körper sind die Heilungsaussichten bei Leberkrebs sehr ungünstig. Außerdem wird er oft erst in weiter fortgeschrittenen Fällen diagnostiziert, weil eindeutige Frühwarnzeichen fehlen. Auffällige Blässe durch Blutarmut, Wasseransammlungen im Bauch, zunehmende Schwäche und Abmagerung gehören zu den möglichen Warnzeichen. Der Tastbefund im rechten Oberbauch ergibt eine Vergrößerung und grob-höckrige Verhärtung des Organs.

**Speiseröhrenkrebs**

Auch diese Krebserkrankung wird oft zu spät erkannt, weil die unklaren Frühwarnzeichen nicht beachtet werden. Dann hat sich der Tumor meist in die Umgebung ausgedehnt, und es bestehen Metastasen vor allem an den Bauchorganen. Dann sind die Heilungsaussichten ungünstig.

Zu den möglichen ersten Symptomen gehören Mundgeruch, Schluckbeschwerden, Schmerzen hinter dem Brustbein und oft auch Erbrechen. Im weiteren Verlauf kann bald überhaupt keine feste Nahrung mehr geschluckt werden, das Körpergewicht nimmt rapide ab. Hauptsächlich tritt Speiseröhrenkrebs bei älteren Männern auf, insbesondere beim häufigen Konsum »harter« Alkoholika.

## *Ausscheidungsorgane*

Am Ausscheidungssystem kann es zu Blasen- und Nierenkrebs kommen, deren Heilungsaussichten entscheidend von der frühzeitigen Diagnose abhängen. Deshalb müssen alle unklaren Veränderungen bei der Harnentleerung und vor allem blutiger Urin als mögliche Frühwarnzeichen unverzüglich durch fachmännische Untersuchung geklärt werden.

**Blasenkrebs**

Krebs der Harnblase betrifft Männer etwa 3mal häufiger als Frauen und beginnt bevorzugt nach dem 50. Lebensjahr. Zu den wichtigsten Risikofaktoren gehört das Rauchen, weil ein Teil der dabei aufgenommenen krebserzeugenden Stoffe mit dem Urin ausgeschieden wird. Bedeutungslos sind bei uns Infektionen mit tierischen Parasiten (Bilharzien, eine Wurmart), die im Orient häufiger an der Blasenkrebsentwicklung beteiligt sind.

Blasenkrebs geht meist von der Schleimhaut, zum Teil auch vom Binde- und Muskelgewebe des Organs aus. Als Vorkrebsstadien treten oft weißliche Schleimhautverdickungen und gutartige Geschwülste auf. Da sie kaum Beschwerden verursachen, werden sie deshalb meist nur erkannt, wenn aus einem anderen Grund eine Blasenspiegelung durchgeführt wird.

Zu den ersten wahrnehmbaren Warnzeichen gehören Blutbeimengungen im Urin und abnorm häufiger Harndrang, in fortgeschrittenen Fällen kommen Schmerzen vor allem beim Wasserlassen und schließlich völlige Harnverhaltung hinzu.

**Nierenkrebs**
Auch davon bemerken die Betroffenen lange Zeit nichts. Als erste Symptome treten oft spontane Blutungen bei der Harnentleerung auf, aber erst bei ausgedehnteren Nierentumoren stellen sich auch Störungen beim Wasserlassen und Schmerzen ein. Dann sind die Heilungsaussichten ungünstig.
Da Nierenkrebs nicht selten durch häufig wiederkehrende oder chronische Nierensteine mitverursacht wird, gelten diese im weiteren Sinn als Vorkrebsstadien und sollten vorsorglich behandelt werden. Dazu gibt es inzwischen neben Operationen und natürlichen Heilmitteln auch die nicht-operative, schonende Zertrümmerung der Steine von außen durch Schallwellen; danach werden die Steintrümmer auf natürlichem Weg ausgeschieden.

## *Haut und Knochen*

Am Knochengerüst treten vor allem Metastasen auf, die von jedem anderen Tumor im Körper ausgehen können. Daneben gibt es verschiedene, unterschiedlich bösartige Ersttumoren an den Knochen.
Zu den Frühwarnzeichen krebsiger Knochentumore gehören neben abnormer Brüchigkeit durch Zerstörung der Knochensubstanz vor allem äußerlich erkennbare Schwellungen, die hauptsächlich an den Gliedern auftreten, sich allmählich vergrößern und Schmerzen verursachen. Diese unklaren Symptome können aber auch auf andere Ursachen hinweisen, eine rechtzeitige Untersuchung ist deshalb dringend erforderlich. Im Frühstadium bestehen Heilungsaussichten, allerdings läßt sich die Amputation des betroffenen Glieds oft nicht vermeiden.

Krebserkrankungen der Haut verlaufen teils recht gutartig, teils sehr bösartig. Vielfach bestehen vorher längere Zeit verschiedene Krebsvorstadien, die weiter vorne schon beschrieben wurden.

★

Als bösartigste Form des Hautkrebses gelten *Melanome,* die rasch Metastasen in anderen Hautzonen und inneren Organen bilden. Sie entwickeln sich aus den Farbstoffzellen der Haut und werden deshalb vor allem durch übermäßige hautbräunende UV-Bestrahlungen begünstigt. Oftmals gehen sie von Muttermalen aus, insbesondere dann, wenn an diesen gekratzt oder in anderer Weise unfachmännisch manipuliert wurde.

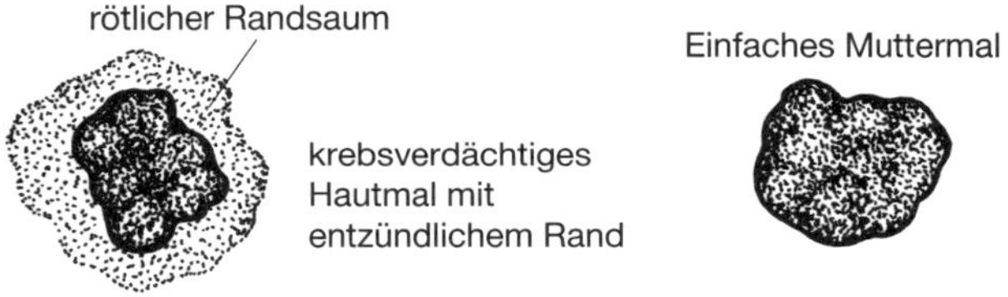


*Abb. 13: Melanom*

Als erstes Warnzeichen kommt es zur Dunkelfärbung und raschen Ausbreitung des Muttermals. Seine Oberfläche wird rauh bis höckrig, es umgibt sich mit einem entzündlichen roten Hof und neigt zu schwer stillbaren Blutungen. Nur bei sofortiger Behandlung bestehen noch gute Heilungsaussichten. Vorsorglich können verdächtige (vor allem sehr dunkle) Muttermale vom Fachmann auch ausgeschnitten werden, ehe es vielleicht zur krebsigen Entartung kommen kann.

★

Wesentlich gutartiger als Melanome verlaufen die *Basaliome*. In erster Linie entstehen sie bei alten Menschen, gelegentlich aber auch schon bei jungen. Die Ursachen sind ungeklärt; man vermutet, daß zurückgebliebene Haarfollikelkeime eine Rolle spielen.
Bei alten Menschen beginnt der Tumor meist unter einer Alterswarze, bei jüngeren auf der nicht veränderten Haut. Hauptsächlich tritt der Tumor an Stirn, Schläfen, Nasenrücken, im Augen-Nasen-Winkel, am Handrücken oder im Nacken auf. Zunächst entwickeln sich langsam wachsende glasige Knötchen, die sich zu einem Ring zusammenschließen, dessen Zentrum geschwürig zerfällt. Unbehandelt treten weitere Knoten und Geschwüre auf, allmählich kann das Basaliom in die Tiefe vordringen und dann auch Tochterzellen streuen. Vor der Metastasierung sind die Heilungsaussichten meist sehr gut.

★

Eine wesentlich schlechtere Prognose gilt für das *Spinaliom,* das an Bösartigkeit ungefähr zwischen Melanom und Basaliom steht. Es geht von der Stachelzellschicht der Haut aus und steht oft mit einem Altersflecken oder Hauthorn als Vorkrebsstadium in Zusammenhang. Zunächst tritt eine warzenartige Wucherung auf, die sich rasch in die Umgebung und Tiefe ausdehnt und frühzeitig die nächsten Lymphknoten erfaßt. Innerhalb weniger Wochen kann der

Tumor schon Faustgröße erreichen und zerfällt dann zu blutenden Geschwüren.
Spinaliome entstehen oft an der Haut-Schleimhaut-Grenze, also beispielsweise an den Lippen und am After, ferner am Gesicht, Hals und Handrücken, gelegentlich auch an Hautpartien, die durch Röntgenstrahlen geschädigt wurden. Als Berufskrankheit treten Spinaliome bei Schornsteinfegern und Arbeitern auf, die Umgang mit Teer als Karzinogen haben. Durch geeignete Schutzmaßnahmen lassen sich diese berufsbedingten Spinaliome allerdings vermeiden.

## *Blut und Lymphsystem*

Der Blutkrebs, wie man die Leukämie umgangssprachlich nicht ganz korrekt bezeichnet, tritt akut oder chronisch-schleichend als *Knochenmark-* (myeloische) oder *Lymphknoten-Milz-*(lymphatische)*Leukämie* auf. Beide Formen entstehen durch krebsartige Wucherungen, die das Knochenmark oder das Lymphknoten-Milz-Gewebe betreffen, wo die weißen Blutkörperchen gebildet werden. Diese werden bei der Krankheit massenhaft produziert und können manchmal im Knochenmark verbleiben, wo sie dann die Produktion roter Blutkörperchen und der für die Gerinnung mit zuständigen Blutplättchen behindern. Meist werden sie aber ins Blut abgegeben. Ihre Abwehraufgaben können sie jedoch nicht mehr erfüllen, so daß es zu schweren Infektionen kommt, denen der Körper weitgehend wehrlos ausgesetzt ist.

**Nach dem Verlauf unterscheidet man die folgenden Formen der Krankheit:**

▷ *Chronisch-myeloische Leukämie,* die häufigste Form mit schleichendem Verlauf, die über Jahre hinweg immer wieder gebessert werden kann; als Frühwarnzeichen treten allgemeine Mattigkeit, Erhöhung der Körpertemperatur, gelegentliches Nasenbluten, unklares Völlegefühl, Milzschwellung und Klopfempfindlichkeit der Knochen (vor allem des Brustbeins) auf.

▷ *Chronisch-lymphatische Leukämie* mit Wucherungen der Lymphknoten, Mandeln, Milz und Thymus-(Brust-)drüse. In der Regel schwellen zunächst die Hals-, Achsel- und Leistenlymphknoten an, im Gesicht können sich Hautknoten entwikkeln; auch diese Form verläuft schleichend über Jahre hinweg mit zeitweisen Besserungen.

▷ *Akute Leukämie,* die vorwiegend Kinder und Jugendliche betrifft und so rasch verläuft, daß es innerhalb von Tagen bis wenigen Wochen zum Tod kommen kann. Die Symptome gleichen denen einer schweren Infektionskrankheit, die Körpertemperatur steigt stark an, Mundschleimhaut und Mandeln entzünden sich, Blutungen der Nase, Haut und anderer Körperregionen treten auf, und die Milz schwillt stark an.

Die Ursachen der Leukämie sind noch nicht genau bekannt, Infektionen mit »langsamen« Viren (s. S. 26) scheinen eine Rolle zu spielen. In der Therapie konnte man inzwischen bei der akuten Leukämie vor allem im Kindesalter einige Fortschritte erzielen (bei bis zu 50% der Fälle sind Dauerheilungen möglich). Aber die Leukämie gehört trotzdem noch immer zu den bösartigsten Krebsformen.

★

Auch bei der *Lymphogranulomatose*, die vorwiegend Männer zwischen 20 und 40 Jahren betrifft, diskutiert man Virusinfektionen als mögliche Ursache. Die Krankheit verläuft in mehreren Stadien meist chronisch und unterschiedlich bösartig.
Anfangs entsteht meist einseitig am Hals eine Wucherung an einem Lymphknoten; später kommen dann weitere Lymphknotenschwellungen am Unterkiefer, in der Achselhöhle, Leistenbeuge und im Bauch hinzu. In fortgeschrittenen Fällen greifen sie auf das Gewebe der Umgebung und das Knochenmark über. Begleitet werden die Lymphknotenwucherungen von Milz- und Leberschwellungen, Wassersucht im Leib, Blutstauungen, Blähungen und Durchfall. Zwischendurch kommt es außerdem noch zu mehrtägigen Fieberanfällen mit Temperaturerhöhung bis 40° C.
Die *Lymphogranulomatose* verläuft unterschiedlich bösartig in den Stadien Ia bis IVb. Die schwerste Form, das *Hodgkinsche Sarkom*, endet meist tödlich. Aber auch die bereits so weit fortgeschrittene Krankheit kann heute oft für längere Zeit gebessert oder sogar vollständig geheilt werden. Hier erzielte man in der letzten Zeit einige beachtliche Fortschritte.

★

Bei einer Sonderform des Lymphkrebses entstehen anfangs keine Lymphknotenschwellungen, sondern unklare Allgemeinsymptome, vor allem Blässe, Kopfschmerz, Nachtschweiß, allgemeine Schwäche, Hautjucken, Ekzeme und Nesselsucht.

★

Neben den beschriebenen Krebskrankheiten gibt es noch zahlreiche andere, die nicht mehr vorgestellt werden können. Das würde den Rahmen dieses Buchs übersteigen, das hauptsächlich zur Vorsorge und Nachbehandlung im Sinne der Ganzheitsmedizin anleiten will.

# Krebsvorsorge und Früherkennung

Die biologische Krebsmedizin versteht bösartige Geschwülste als Allgemeinkrankheit, die lange vor der Entartung der ersten Zellen beginnt.

Deshalb bietet sie viel mehr Möglichkeiten zur Vorsorge und Früherkennung. Sie verbessern die Aussichten, Krebs zu vermeiden oder so früh wie möglich erfolgreich zu behandeln. Trotzdem dürfen auch die *Vorsorgeuntersuchungen* der offiziellen Medizin nicht vernachlässigt werden, denn dabei stellt man immer wieder vorher unbekannte Krebsfrühstadien gerade noch rechtzeitig fest.

Da wir ständig mit krebserzeugenden Einflüssen konfrontiert werden und im gesunden Körper wahrscheinlich immer wieder entartete Zellen auftreten, **bedeutet Krebsvorsorge eine lebenslange tägliche Aufgabe.** Sie dient zugleich auch dem Schutz vor vielen anderen Krankheiten und liegt in der Verantwortung jedes einzelnen. Auch einfache Vorsorgeuntersuchungen können zum Teil durch medizinische Laien selbst durchgeführt werden, zum Beispiel die Inspektion der Haut, Mundhöhle und Ausscheidungen, bei Frauen nach Anleitung durch den Arzt auch der Brüste.

In der Praxis erlebt man allerdings nicht selten, daß manche Menschen die Gesundheitsvorsorge auch übertreiben. Ihr Lebenszweck besteht praktisch nur noch in der Erhaltung und Verbesserung der Gesundheit; die Lebensfreude als wichtiger Gesundheitsfaktor geht dabei verloren, und trotz aller Vorsorge kommt es doch zu Krankheiten.

Deshalb darf man nie verbissen nur für die Gesundheit leben, sondern sollte die tägliche Vorsorge ganz selbstverständlich in das tägliche Leben einbauen. Das erfordert anfangs einige Änderungen alter Gewohnheiten, aber bald geht die gesundheitsbewußtere Lebensführung in Fleisch und Blut über.

# Die tägliche Vorbeugung

Krebs steht nach Auffassung der biologischen Medizin in engem Zusammenhang mit Fehlern der Ernährung und Lebensweise, die heute weit verbreitet sind. Das erklärt mit, weshalb Geschwulstkrankheiten so stark zugenommen haben. Im Mittelpunkt der täglichen Vorsorge stehen deshalb gesunde Ernährung und Lebensführung. Darüber hinaus müssen selbstverständlich alle krebserzeugenden Stoffe gemieden werden. Damit allein ist schon viel erreicht, verbessert wird der Schutz vor Krebs noch durch gezielte Anregung der körpereigenen Abwehrkräfte und durch positive Beeinflussung des Seelenlebens.

## Krebsfeindliche Ernährung

Die heute übliche Zivilisationskost ist zu einem Krankheitsfaktor ersten Ranges geworden und ist auch bei mindestens 50% (wahrscheinlich sogar bei fast allen) Krebserkrankungen eine mehr oder minder wichtige Ursache. Deshalb erfordert die tägliche Krebsvorsorge eine Umstellung der üblichen Ernährungsweise. Das bedeutet aber nicht, daß man nun eine Krankendiät einhalten müßte, die auf Dauer nicht vollwertig sein kann und von vielen Menschen bald wieder aufgegeben wird. Vielmehr geht es ganz einfach darum, wieder zu einer natürlicheren Kost zurückzufinden, die den Körper ausreichend mit allen Nähr- und Vitalstoffen versorgt und nach kurzer Gewöhnung mindestens ebensogut wie die übliche Ernährung schmeckt. Sie bildet die Grundlage ungestörter Abwehr-, Stoffwechsel- und anderer Körperfunktionen.

**Nimmt man die übliche Kost kritisch unter die Lupe, stellt man fest, daß sie**

- ▷ zu viele Kalorien, tierische Nahrungsmittel und Fette, Zucker, Weißmehlprodukte und andere denaturierte Kohlenhydrate, aber
- ▷ viel zu wenig naturbelassene pflanzliche Lebensmittel mit reichlich Vitalstoffen

enthält. Diese Kardinalfehler müssen in der krebsfeindlichen Ernährung konsequent ausgemerzt werden.

★

Das beginnt mit der Forderung, daß alle Nahrungsmittel so naturbelassen wie möglich sein müssen. Deshalb verwendet man bevorzugt Lebensmittel aus *biologischem Anbau,* die nicht mit chemischen

Dünge- und Spritzmitteln behandelt wurden, und *tierische Produkte aus naturgemäßer Haltung* (das ist zugleich ein Beitrag zum Tierschutz); sie enthalten nur noch unvermeidliche Schadstoffrückstände aus der Umwelt.
Mindestens 30 %, besser bis zu 50 % der pflanzlichen Lebensmittel werden roh als *Salat, Gemüseplatten* und *frisches Obst* verzehrt. Hinzu kommen *Müsli* und *Frischkornbrei* aus vollem, nicht durch Erhitzung (Backen) denaturiertem Korn, *frische Keime, Samen* und *Nüsse.* Auf diese Weise wird der normale Bedarf an Vitaminen, Mineralstoffen und Spurenelementen, die für die Stoffwechsel- und Abwehrvorgänge unentbehrlich sind, ausreichend gedeckt.

★

Verstärkt wird die krebsvorbeugende Wirkung, wenn man regelmäßig – zum Beispiel an einem Tag der Woche oder alle zwei bis vier Wochen je ein Wochenende lang – *Rohkosttage* einschaltet, an denen nur rohe pflanzliche Lebensmittel und naturbelassene Obst- und Gemüsesäfte erlaubt sind. Mit Zustimmung des Therapeuten sind solche Kuren auch über längere Zeit möglich und wirken dann besonders gründlich entgiftend und abwehrsteigernd. Auf Dauer kann man sich allerdings nicht allein von der Rohkost vollwertig ernähren.

★

*Ungeeignet zur gesunden Kost* sind alle durch industrielle Bearbeitung *denaturierten Nahrungsmittel.* Sie führen dem Körper praktisch nur noch »leere« Kalorien ohne lebenswichtige Vitalstoffe zu, fördern Übergewicht, Stoffwechselkrankheiten und Mangelzustände mit Abwehrschwäche. Zu den denaturierten Kalorienträgern gehören vor allem Zucker, Süßigkeiten anderer Art, Back- und Teigwaren aus Weißmehl und polierter Reis. Als Alternative eignen sich *Vollkornbrot* und andere *Vollkornbackwaren, Teigwaren aus vollem Korn, Voll-(Natur-)reis* und mäßig *Honig.* Süßstoffe enthalten zwar keinen Zucker und gelten offiziell als unschädlich, gehören als chemische Stoffe aber nicht in die gesunde Ernährung.

★

Den *Eiweißbedarf* kann man allein durch richtig zusammengestellte pflanzliche Kost decken. Man muß zur Krebsvorbeugung nicht unbedingt zum strengen Vegetarier werden, sollte aber in jedem Fall den heute üblichen Verzehr an tierischen Nahrungsmitteln stark einschränken, denn er begünstigt viele Krankheiten. Häufiger als einmal täglich empfehlen sich solche Nahrungsmittel nicht – und auch dann sollten sie nur mäßig als Beilage, aber nicht als Hauptgericht verzehrt werden.

Streng zu meiden sind alle *Pökel-* und *Räucherwaren,* denn sie enthalten krebsfördernde Stoffe. Umstritten ist das *Schweinefleisch,* die Mehrzahl biologisch orientierter Krebsspezialisten rät davon ab. Aber auch in anderen Fleischsorten können sich schädliche Stoffe befinden. Man denke an Arzneimittelrückstände (darunter krebserzeugende künstliche Hormone) im *Kalbfleisch,* die vor einiger Zeit bundesweit für Schlagzeilen sorgten. Auch aus diesem Grund sollte der Fleischverzehr stark eingeschränkt werden.

★

Wichtig für die Krebsvorsorge sind *gesäuerte Milchprodukte,* vor allem *Joghurt, Buttermilch* und *Sauermilch.* Man muß aber darauf achten, daß sie möglichst viel *rechtsdrehende Milchsäure* (darauf kommen wir bei den Ernährungsrichtlinien ab Seite 100 zurück) enthalten, die krebsfeindlich wirkt. Davon abgesehen sind solche Milcherzeugnisse fettarm und führen dem Körper hochwertiges Eiweiß und verschiedene Vitalstoffe zu.

★

Mit *Eiern* ist Vorsicht geboten, denn sie enthalten viel Cholesterin, das die Arterienverkalkung fördert, und stammen oft aus unnatürlicher Käfighaltung mit falscher Ernährung der Tiere, die überdies noch viele Arzneimittel erhalten, um den Streß überhaupt überleben zu können. Deshalb sollte man wöchentlich nicht mehr als ein bis zwei weiche Eier verzehren, aber nicht täglich zum Frühstück, wie es immer noch oft gebräuchlich ist.

★

Besondere Beachtung verdienen bei der krebsfeindlichen Ernährung die *Fette.* Davon enthält die übliche Kost 100 bis 130 g, obwohl der Tagesbedarf nur bei etwa 60 g liegt. *Übergewicht* ist eine Folge des übermäßigen Fettverzehrs und schon ernst genug, da es viele Krankheiten fördert. Es besteht aber kein Zweifel mehr daran, daß auch Krebs damit in Zusammenhang steht. Unter anderem stört reichlicher Fettverzehr den Hormonhaushalt, was zu Brustdrüsen- und Prostatakrebs führen kann, und fördert Tumore des Dickdarms. Vermutlich spielen die Fette auch bei einigen anderen (oder allen) Krebskrankheiten eine Rolle; das konnte bisher nicht sicher geklärt werden.

Im Gegensatz zu Herz-Gefäß-Krankheiten, die vor allem durch tierische Fette gefördert, durch hochungesättigte pflanzliche Fettsäuren aber sogar vermieden werden, kommt es bei Krebs offenbar auf die *Fettzufuhr insgesamt* an. Pflanzliche Fette und Öle bieten also keinen besseren Schutz, sollten zur Herz-Gefäß-Vorsorge aber doch vorgezogen werden. Dabei muß man jedoch beachten, daß keine teilweise gehärteten Fette verwendet werden, die vor allem in vielen Margarinen, Salatölen und Mayonnaisen enthalten sind, denn deren Trans-Fettsäuren verändern wahrscheinlich die Zellwände so, daß krebserzeugende Stoffe leichter ins Zellinnere gelangen.

Empfehlenswert ist eine *tägliche Fettzufuhr von etwa 60 g;* davon sind 15 bis 20 g als »versteckte«, in der Nahrung schon enthaltene Fette abzuziehen, als Koch- und Streichfette bleiben also 40 bis 45 g. Diesen Bedarf deckt man zu je einem Drittel durch hochwertige Reform-(Diät-)margarine, kaltgepreßte Pflanzenöle und Butter.

★

Bleiben zum Schluß noch die *Getränke,* die ebenfalls zum Krebsrisiko werden können. In erster Linie deckt man den täglichen Flüssigkeitsbedarf (etwa 2 l sind für die Entgiftung erforderlich) durch *Mineralwasser* mit geringem Kochsalz-, Kohlensäure-, Nitrat- und Nitritgehalt (die Werte werden meist auf dem Flaschenetikett angegeben), *naturbelassene Obst-* und *Gemüsesäfte* ohne Zucker und andere Zusätze, verschiedene *Kräutertees* (zum Beispiel Hagebutten und Rosmarin) nach Geschmack, *mäßig Schwarztee* und *röststoff-* und *koffeinarmen Kaffee* (wenn man darauf nicht ganz verzichten will). Alle *Limonaden* und *Säfte* mit künstlichen Zusätzen, wie Koffein und Chinin, sind strikt zu meiden. Auf *»leichte« Alkoholika* muß nicht unbedingt verzichtet werden; als Genußmittel verwendet man sie aber nur gelegentlich und mäßig.

★

Die nach diesen einfachen, früher selbstverständlichen Grundsätzen zusammengestellte Kost sorgt auch auf natürliche Weise dafür, daß nicht mehr Kalorien als nötig zugeführt werden; Übergewicht wird so vermieden. Die Rohkost sättigt gut, enthält aber wenig Kalorien; man kann davon kaum so viel essen, daß durch die anderen Nahrungsmittel Übergewicht entsteht. Hinzu kommt der verminderte Fettgehalt, der im Vergleich zur üblichen Ernährung einige hundert Kalorien einspart.

★

Wenn diese Vollwertkost wohlschmeckend und abwechslungsreich zusammengestellt und zubereitet wird, muß man nach anfänglicher Gewöhnung keine Geschmackseinbußen um der Gesundheit willen hinnehmen; eher das Gegenteil trifft zu, weil man bei vollwertiger Ernährung wieder viel mehr den Eigengeschmack der Lebensmittel wahrnimmt. Wer sich erst einmal umgestellt hat, wird bald überhaupt kein Verlangen mehr nach der üblichen Zivilisationskost verspüren.

## Gesunde Lebensführung

Allein durch vollwertige Ernährung erzielt man schon eine zufriedenstellende Krebsvorsorge. Trotzdem darf man die gesunde Lebensweise nicht vernachlässigen, denn Vorbeugung nach dem biomedizinischen Ganzheitsprinzip bedeutet, daß man sich in allen Bereichen gesundheitsbewußt verhält.

★

Zur gesunden Lebensführung gehören vor allem ausreichend *Erholung* und *Schlaf, Vermeidung von übermäßigem Streß, Verzicht auf schädliche Genußmittel* mit krebserzeugender Wirkung und nicht zuletzt *regelmäßige Bewegung*, die den Stoffwechsel und die Sauerstoffversorgung günstig beeinflußt und die Abwehr stärkt. Auch hier werden heute viele Fehler begangen, so daß man oft nicht ohne tiefgreifende Änderung alter Gewohnheiten auskommt.

★

*Nikotin* als wichtigstes krebserzeugendes Genußmittel muß strikt gemieden werden. Die Entwöhnung fällt vielen Rauchern zwar sehr schwer, aber das darf nicht davon abhalten. Wer es nicht aus eigener Kraft schafft, sollte sich einer der Selbsthilfegruppen anschließen, die heute – teils auf Initiative von Krankenkassen – schon vielerorts bestehen, oder sich einer fachmännischen Behandlung unterziehen. Auch nach Rückfällen darf man nicht aufgeben; wegen der Gefahren des Rauchens lohnt es sich, immer wieder mit der Entwöhnung zu beginnen, bis es irgendwann doch dauernd gelingt.

★

Für *Alkoholika* gilt keine so strenge Einschränkung wie für Nikotin. Gegen den maßvollen gelegentlichen Konsum von *Bier, Wein* und *Sekt* bestehen grundsätzlich keine Bedenken; es gibt sogar Hinweise darauf, daß er sich günstig auf die Gesundheit (vor allem Herz und Gefäße) auswirkt. Bei höherem täglichem Alkoholkonsum werden aber auch diese »leichten« Alkoholika bereits zum Risiko, besonders für die Leber. »Harte« Alkoholika sollten allenfalls ausnahmsweise einmal in geringen Mengen getrunken werden, denn sie gefährden nicht allein die Leber, sondern werden auch zum Krebsrisiko.

★

Auch für alle anderen Genußmittel gilt, daß sie nur aus besonderem Anlaß einmal mäßig verwendet werden sollten. Dann bilden sie keine Gesundheitsgefahr und bleiben das, was der Name verspricht – ein Genuß ohne Reue.

Ausreichend *körperliche Aktivität*, bevorzugt an der frischen Luft ausgeübt, gehört nach den Ergebnissen verschiedener wissenschaftlicher Untersuchungen neben der Vollwertkost zu den wichtigsten Maßnahmen der Krebsvorsorge. Besonders eindrucksvoll wies das zum Beispiel der »Laufpapst« DR. VAN AAKEN in einem fünfjährigen Versuch mit 120 Männern nach, die sich alle in einem »kritischen« Alter befanden; nach der statistischen Wahrscheinlichkeit hätten mehrere von ihnen während der Beobachtungszeit akut an Krebs erkranken müssen. Der regelmäßige Langstreckenlauf verhinderte aber, daß auch nur bei einem der Versuchsteilnehmer Krebs auftrat. Deshalb darf man von ausreichender Bewegung an der frischen Luft eine gute Krebsvorsorge erwarten, die nach DR. VAN AAKENS Worten »allen Medikamenten und Kuraufenthalten überlegen ist«.

★

Die vorbeugende Wirkung des Trainings erklärt sich aus mehreren günstigen Folgen für den Organismus. Zunächst wird dabei die *Sauerstoffversorgung* der Zellen verbessert, weil man bei körperlicher Anstrengung automatisch tiefer und mehr atmet. Das beugt zusammen mit der stoffwechselanregenden Wirkung dem Übergang zum Gärungsstoffwechsel als typischem Merkmal der Krebszelle vor. Hinzu kommt die *abwehrsteigernde Wirkung* körperlicher Bewegung an der frischen Luft, die dafür sorgt, daß vereinzelt auftretende entartete Zellen rasch vernichtet werden. Schließlich trägt die Bewegung als *Ausgleich* zum seelisch-nervösen Streß dazu bei, daß die schädlichen körperlichen Streßfolgen rasch wieder beseitigt werden, und beeinflußt das Seelenleben insgesamt günstig, vor allem dann, wenn der Sport aus Spaß an der Bewegung gemeinsam mit anderen betrieben wird. Zwar konnte noch nicht endgültig geklärt werden, wie körperliche Aktivität Krebs und anderen Krankheiten vorbeugt, aber es bestehen keine Zweifel mehr daran.

★

Ausreichendes Training beginnt mit *täglicher Gymnastik*, die wegen der ausreichenden Sauerstoffversorgung unter offenem Fenster, auf dem Balkon oder am besten im Freien durchgeführt wird. Notwendig sind täglich zweimal je fünf Minuten Gymnastik für Anfänger, die mit zunehmend besserem Leistungsvermögen auf mindestens zweimal je zehn Minuten gesteigert werden. Das Gymnastikprogramm stellt man nach Belieben zusammen, denn man soll nicht verbissen nur für die Gesundheit, sondern mit Freude trainieren. Dabei ist aber darauf zu achten, daß die verschiedenen Übungen möglichst viele Teile des Körpers beanspruchen. Im Buchhandel gibt es dazu genügend Ratgeber mit praktischen Anleitungen, aus denen man das persönliche Gymnastikprogramm zusammenstellen kann.*

Wer in einem Verein übt, wird dort die geeigneten Übungen durch den Trainer kennenlernen. Kranke Menschen besprechen ihre Übungen vorsorglich immer mit dem Therapeuten, um jede Fehl- und Überbelastung zu vermeiden.

★

Neben täglicher Gymnastik gehört der *Sport* zur täglichen Krebsvorsorge. Nach den bisherigen Erfahrungen sind mindestens dreimal wöchentlich je 30 Minuten an der frischen Luft erforderlich, um eine ausreichende Wirkung zu erzielen, besser trainiert man vier- bis fünfmal pro Woche. Dabei kommt es nicht darauf an, hohe körperliche Leistungen mit vorübergehender starker Kraftentfaltung zu erbringen, sondern allmählich die Ausdauer zu verbessern. Das erreicht man durch Sportarten, die 50 bis 70 % der körperlichen Leistungsfähigkeit und möglichst viele Muskelpartien beanspruchen. Dazu muß sich bei Gesunden (Kranke fragen vorher unbedingt den Therapeuten) der Puls auf 170 bis 180 Schläge pro Minute minus Lebensalter erhöhen, bei einem 30jährigen also auf 140 bis 150, bei einem 60jährigen nur noch auf 110 bis 120. Daran erkennt man, daß die körperliche Beanspruchung ausreicht, um die Sauerstoffversorgung, den Stoffwechsel und die Körperabwehr anzuregen, ohne daß es zur Überforderung kommt. Genügend Muskelpartien werden vor allem durch Schwimmen, Radfahren und leichten Dauerlauf (Joggen) beansprucht, im Winter zusätzlich durch Skilanglauf.

Bei Anfängern tritt die Steigerung des Pulses natürlich wesentlich früher ein, sie trainieren deshalb nicht 30 Minuten lang. Im Lauf der Zeit können sie ihr Trainingsprogramm aber auf mindestens ½ Stunde dreimal wöchentlich ausdehnen.

Darüber hinaus sorgt man aber noch durch *Spaziergänge, Radtouren* und andere *Freizeitaktivitäten,* die gemeinsam mit anderen betrieben werden können, für zusätzliche gesunde Bewegung an der frischen Luft. Praktische Anleitungen dazu gibt es im Buchhandel.**

Zusätzlich wird die Sauerstoffversorgung durch *Atemtraining* verbessert, das sich gegen die übliche oberflächlich-hektische Kurzat-

---

* Wir empfehlen dazu die Humboldt-Taschenbücher ht 228 »Gymnastik«, ht 495 »Vital durch Gymnastik« und ht 333 »Yoga und Gymnastik«.

** Zur weiteren Information eignen sich die Humboldt-Taschenbücher ht 302 »Taschenlexikon des Sports«, ht 421 »Radfahren«, ht 382 »Lauf dich fit« und ht 477 »Schwimmen«.

mung richtet. Dazu eignen sich *Entspannungs-* und *Meditationsübungen*, wie *Autogenes Training* und *Yoga*, die automatisch die Atmung vertiefen, und spezielle, bewußte Atemübungen, die unter fachmännischer Anleitung erlernt werden sollten, denn bei falscher Durchführung verschlimmern sie oft noch die Atemfehlhaltungen. Das Atemtraining nimmt nicht viel Zeit in Anspruch, mehr als zwei- bis dreimal täglich je 10 bis 20 Atemzüge an der frischen Luft sind nicht erforderlich, um die Atmung allmählich dauerhaft zu vertiefen.

★

*Ausreichend Bewegung* wirkt auch dem Streß des Alltags entgegen und bringt Entspannung, weil die üblichen geistig-seelischen Belastungen dadurch ausgeglichen werden. Ferner fördert die ermüdende Bewegung auf natürliche Weise den *Schlaf*. Zusätzlich können Erholung, Entspannung und Schlaf durch geeignete Übungen verbessert werden. Besonders gut bewährt sich Autogenes Training, da es systematisch aufgebaut und daher leichter erlernbar ist, aber auch Yoga und andere Techniken kommen in Frage. Sie werden am besten unter fachmännischer Anleitung – zum Beispiel im Kurs an der Volkshochschule – erlernt und regelmäßig Tag für Tag geübt. Wenn keine Gelegenheit zur Teilnahme an einem Kurs besteht, kann man diese Methoden auch nach einem guten Buch* erlernen.

★

Im Einzelfall wird man wohl noch andere Fehler der Lebensweise erkennen, wenn man die Gewohnheiten einmal selbstkritisch unter die Lupe nimmt. Solche individuellen Faktoren können hier nicht mehr vorgestellt werden, dazu gibt es zu viele. Sobald man sie erkannt hat, sollte man konsequent daran gehen, auch sie abzustellen.

## Vermeidbare Kanzerogene

*Änderungen der Ernährungs-* und *Lebensweise* können das Krebsrisiko deutlich senken, bleiben aber Stückwerk, wenn man nach wie vor krebserzeugenden Stoffen ausgesetzt ist. Es ist heute aber kaum noch möglich, den zahlreichen Karzinogenen vollständig zu entgehen, die in der Umwelt vorkommen. Die Nahrungsmittel sind ebenso wie Wasser und Luft mit Schadstoffen belastet, das gilt (wenn auch verringert) auch für die Produkte aus biologischem

* Hierzu empfehlen wir die Humboldt-Taschenbücher ht 354 »Guter Schlaf – gute Nerven«, ht 336 »Autogenes Training – Schritt für Schritt«, ht 510 »Autogenes Training und Meditation«, ht 534 »Chinesische Atem- und Heilgymnastik«, ht 82 »Das ist Yoga« und ht 588 »Yoga für Frauen«.

Anbau und naturgemäßer Tierhaltung. Aber man kann durch Verwendung solcher hochwertiger Lebensmittel den Körper doch schon von Giftstoffen entlasten.

★

Schwieriger wird es, den *Giften* in der *Wohnung* zu entgehen, die von den *Baustoffen* und der *Einrichtung* ausgehen. Hier empfiehlt sich eine gründliche Untersuchung der Schadstoffbelastung durch den Fachmann. Von Möbeln und Einrichtungsgegenständen kann man sich trennen, wenn daraus *Formaldehyd* und andere schädliche Stoffe ausgasen, aber die Wohnung oder gar das eigene Haus, von dem mögliche Karzinogene ausgehen können, gibt man wohl nicht so leicht auf. Das ist auch nicht immer erforderlich, denn der baubiologische Fachmann kann durch geeignete Bauveränderungen die Belastungen oft wenigstens verringern. Gelingt das nicht, sollte man aber im Interesse der Gesundheit nicht zögern, die Wohnung zu wechseln, selbst wenn damit erhebliche finanzielle Einbußen verbunden sind.

★

Sinngemäß gilt das auch, wenn die *Karzinogene von außen* eindringen, etwa von einer nahen *Industrieanlage* oder einer stark befahrenen *Straße*. Dagegen gibt es keinen Schutz, solche Faktoren entziehen sich naturgemäß dem Einfluß der Betroffenen.

★

Auch am *Arbeitsplatz* muß man zum Teil mit einem gewissen Risiko leben, das sich durch die vorgeschriebenen Schutzmaßnahmen nur teilweise beseitigen läßt. Ein Wechsel des Arbeitsplatzes fällt sicher schwer oder wird überhaupt nicht möglich sein. Aber wenn man die Risiken wenigstens in anderen Lebensbereichen mindert, kann die Krebsgefahr durch Karzinogene am Arbeitsplatz doch schon abgeschwächt werden.

★

Besonders wichtig und einfacher als alles andere läßt sich die Gefährdung durch *krebserzeugende Genußmittel* vermeiden, insbesondere durch strikten Verzicht auf Nikotin in jeder Form und auf »harte« Alkoholika.

★

Die Tatsache, daß man den Karzinogenen heute nicht mehr vollständig entgehen kann, führt erfahrungsgemäß nicht selten zu der Einstellung: »Wenn ich ohnehin mit allen diesen Stoffen leben muß, dann nützt es nichts, wenn ich überhaupt Vorsorge betreibe.« Aber diese Ansicht ist grundverkehrt, gerade weil wir mit dem Risiko leben müssen, kommt es entscheidend darauf an, es in allen Bereichen zu mindern, wo das problemlos möglich ist. Mit den restlichen Faktoren kann der Körper dann viel besser fertig werden. Es lohnt sich also immer, Krebsvorsorge zu betreiben – und es ist nie zu spät, damit anzufangen, denn selbst Vorkrebsstadien lassen sich auf diese Weise wieder beseitigen.

## Gezielte Anregung der Körperabwehr

Da die Körperabwehr für die Vernichtung der wahrscheinlich ständig im Körper gebildeten entarteten Zellen zuständig ist, verdient sie in der Krebsvorsorge besondere Beachtung und sollte dauernd gestärkt werden. Dann haben die entarteten Zellen kaum eine Chance, sich im Körper gegen die Abwehrstoffe zu schützen und einen Tumor zu bilden, sie werden vorher vernichtet.
Grundlage der Abwehrsteigerung bilden *gesunde Kost, ausreichend Bewegung* und nicht zuletzt die *seelische Krebsvorsorge.* Darüber hinaus kann die körpereigene Abwehrkraft noch durch verschiedene andere Maßnahmen ständig trainiert werden, um jederzeit gegen Krebszellen vorzugehen.

★

Große Bedeutung kommt dabei der Behandlung *chronischer Entzündungsherde* im Körper zu, denn sie stören die Abwehr immer und können sie sogar weitgehend lahmlegen. Solche Herde entstehen hauptsächlich an den Zahnwurzeln, Mandeln, Nasennebenhöhlen und in der Gallenblase. Durch richtige Behandlung mit Naturheilmitteln können die Erkrankungen im akuten Stadium geheilt werden; sobald sie erst einmal chronisch geworden sind, fällt die Heilung wesentlich schwerer, ist aber auch dann noch möglich. Durch Selbsthilfe kann man in solchen Fällen allerdings wenig ausrichten, die Therapie bleibt dem Fachmann vorbehalten. Oft kann ohnehin nur er chronische Krankheitsherde sicher erkennen, denn sie verursachen meist geringe oder keine Beschwerden, sondern nur erhebliche Fernwirkungen, deren Ursachen schwer zu diagnostizieren sind.

★

*Akute einfache Infektionskrankheiten* dürfen unter keinen Umständen massiv durch chemische Arzneimittel unterdrückt werden. Die Auseinandersetzung mit den Krankheitserregern stärkt nämlich die Körperabwehr und trägt so indirekt mit zur Krebsvorsorge bei. Vor allem bei den meist banalen Erkältungskrankheiten* sollte man

---

* Zur Vorbeugung und Therapie solcher Infektionen empfehlen wir das Humboldt-Taschenbuch ht 435 »Erkältung und Grippe vorbeugen – lindern – heilen« von Gerhard Leibold.

grundsätzlich keine chemischen Medikamente verabreichen, sondern sie aus eigener Abwehrkraft überwinden, die durch Naturheilmittel unterstützt wird. In diesem Zusammenhang ist noch zu erwähnen, daß viele, die später krebskrank wurden, in den letzten Jahren vor dem Ausbruch ihrer Krankheit kaum noch unter Erkältungskrankheiten litten, deren Symptome sich aus der Sicht der Biomedizin letztlich aus dem Abwehrkampf des Körpers gegen die Viren erklären: Die Abwehr der betroffenen Personen ist wahrscheinlich schon derart geschwächt, daß sie noch nicht einmal mehr auf die Erkältungsviren richtig reagiert. Allerdings sind diese Zusammenhänge noch nicht genau geklärt und es muß selbstverständlich nicht jeder, der selten oder nie unter Erkältungen leidet, deshalb mit Krebs rechnen, denn auch der *abwehrstarke* Organismus erkrankt natürlich nur selten an solchen Infektionen.

★

Nicht vergessen darf man bei der Stärkung der Körperabwehr die *Darmflora,* die daran beteiligt ist. Wenn gesunde Ernährung mit ausreichendem Gehalt an Ballaststoffen und gesäuerten Milchprodukten allein nicht genügt, um die Darmflora zu stabilisieren, kann der Fachmann geeignete Naturheilmittel dazu verordnen.

★

Schließlich gehören zur Steigerung der Körperabwehr noch alle Maßnahmen, die man unter dem Oberbegriff *Abhärtung* zusammenfaßt. Viel Bewegung an der frischen Luft bildet die Grundlage, ergänzt durch Wassertreten, kalte Güsse und andere Wasseranwendungen nach Pfarrer KNEIPP*, die Sauna*, aber auch richtige Kleidung, möglichst aus Naturmaterialien, und nicht überhitzte Wohn- und Arbeitsräume. Außerdem kann die Abwehr noch durch Heilpflanzen, homöopathische Heilmittel, Thymusextrakte und Vitamin C gestärkt werden; in der Regel sind solche Maßnahmen aber nur vorübergehend einmal nach fachmännischer Verordnung erforderlich.

## Psychosoziale Krebsvorsorge

Seelische Probleme, die sich vor allem auf die zwischenmenschlichen Beziehungen auswirken können und oft weit in die Kindheit zurückreichen, spielen bei der Krebsentstehung häufig eine wichtige Rolle. Deshalb gehört zur Vorsorge auch die *seelische »Hygiene«* mit Normalisierung der gestörten sozialen Beziehungen. Zum Teil

---

* Ausführliche Anleitungen dazu enthalten die Humboldt-Taschenbücher ht 230 »Kneippkur« und ht 406 »Sauna«.

schafft man das aber nicht selbständig, weil die Ursachen zu tief verwurzelt sind und aus dem Bewußtsein verdrängt wurden, so daß man überhaupt nichts mehr davon weiß und nur die Folgen spürt. Dann kann eine fachmännische seelische Behandlung erforderlich werden.

★

Viele seelische und soziale Schwierigkeiten können aber durch *selbständige Arbeit an der eigenen Persönlichkeit* überwunden werden. Gleichgültig, welche Probleme bestehen, die Grundlage der Selbsthilfe bildet im allgemeinen das *Entspannungstraining.* Da es als praktische Lebenshilfe unabhängig von der Krebsvorsorge der körperlichen und psychosozialen Gesundheit insgesamt zugute kommt, sollte es möglichst lebenslang durchgeführt werden.

★

Allein die *tiefe Entspannung* kann schon viel helfen, denn sie aktiviert die seelischen und indirekt auch die körperlichen Selbstheilungskräfte, fördert Erholung und guten Schlaf, vermeidet schädliche Streßreaktionen oder baut sie wieder ab, vertieft die oft hektische Kurzatmung und harmonisiert viele andere Körperfunktionen. Das führt zur positiven Veränderung von Körper, Geist und Seelenleben, die sich ohne Zutun von Verstand und Willen nach einiger Zeit immer deutlicher auf die Lebensführung auswirkt. Bei leichteren seelisch-nervösen Störungen, unter denen heute die meisten Menschen zeitweise oder dauernd leiden, kann Entspannung allein bereits eine bleibende durchgreifende Besserung herbeiführen.

★

Darüber hinaus bietet das *Entspannungstraining* noch die Möglichkeit, sich selbst besser zu erkennen, zu verwirklichen und zu verändern. In der tiefen Entspannung öffnet sich das Unbewußte, läßt Einsichten in die Wurzeln seelischer Fehlhaltungen zu und nimmt positive Vorstellungen an, die solche Fehlentwicklungen wieder beseitigen. Durch Entspannungstraining kann man also bewußt an sich arbeiten und nach und nach alles ändern, was das Leben stört und das Krankheitsrisiko erhöht. Die harmonischere, sinnvollere Lebensgestaltung im Einklang mit sich selbst bildet eine wesentliche Grundlage für ein gesünderes Leben und die bewußte Veränderung gesundheitsschädigender Verhaltensweisen, wie Rauchen* und übermäßiger Alkoholkonsum.* Darüber hinaus wird übermäßiger Streß* bekämpft, der durch Schwächung der Körperabwehr auch an der Krebsentstehung beteiligt sein kann.

---

* Damit befassen sich die Humboldt-Taschenbücher ht 572 »Schluß mit dem Rauchen«, ht 452 »Streß vermeiden« und ht 497 »Alkohol – das Problem« von G. Leibold.

Während dieser Arbeit an sich selbst, die ein Leben lang dauert, da man sich ständig verändert, kann es gelegentlich zu Einsichten und Erinnerungen kommen, die eine schwere seelische Krise verursachen. Grundsätzlich ist sie notwendig, um sich zu verändern, aber sie kann nicht immer aus eigener Kraft bewältigt werden. Dann sollte man nicht zögern, fachmännische Hilfe in Anspruch zu nehmen.

★

Die psychosoziale Krebsvorsorge besteht also in erster Linie darin, mit sich selbst und der Umwelt in *harmonischen Einklang* zu kommen, ohne Konflikte auszuschließen. Sie sind unausweichlich und nur dann schädlich, wenn sie – wie Krebskranke es häufig tun – nicht offen ausgetragen und gelöst, sondern unverarbeitet verdrängt werden. *Autogenes Training,* im Einzel- oder Gruppenunterricht unter fachmännischer Anleitung erlernt, wenn es nicht anders geht, auch selbständig nach einem Buch oder einer Tonkassette, eignet sich am besten für die Arbeit an sich selbst. Neben den Grundübungen der Unterstufe, die tiefe Entspannung und Selbstbeeinflussung ermöglichen, gibt es auch noch die Oberstufe des Autogenen Trainings. Sie gehört im weiteren Sinn schon zu den aufdeckenden psychotherapeutischen Methoden und bewährt sich deshalb auch bei ernsteren seelischen Störungen gut. Allerdings sollte sie stets unter fachmännischer Anleitung erlernt werden.

## Andere Vorsorgemaßnahmen

Das in den vorstehenden Kapiteln beschriebene umfassende *Programm zur lebenslangen Krebsvorsorge,* das sich problemlos in den Alltag einfügen läßt und auch vor vielen anderen Krankheiten schützt, genügt für die meisten Menschen. Ergänzt werden muß es durch die *Vorsorgeuntersuchungen,* auf die wir gleich zu sprechen kommen.

Je nach Einzelfall können aber noch verschiedene andere *Vorsorgemaßnahmen* erforderlich werden, die man mit dem Therapeuten bespricht. Sie sind vor allem dann angezeigt, wenn bestimmte überdurchschnittliche Krebsrisiken bestehen, wie chronische Krankheiten, ungünstige familiäre Vorbelastungen oder bestimmte Karzinogene, denen die Betroffenen mehr als andere ausgesetzt sind. Dagegen muß entweder die allgemeine Vorsorge verstärkt oder der Schutz durch gezielte weitere Maßnahmen verbessert werden, um trotz höherem Risiko nicht an Krebs zu erkranken.

Da es sich dabei um individuell sehr unterschiedliche Gefahren handelt, kann im Rahmen dieses Buchs nicht mehr darauf eingegangen werden. Die erforderlichen speziellen Vorsorgemaßnahmen machen das hier beschriebene allgemeine Vorbeugungsprogramm nicht überflüssig, sondern erweitern es sinnvoll. Die Grundlagen der erfolgreichen Krebsvorsorge bleiben unabhängig von besonderen Risiken stets gleich.

**Zusammenfassung**

1. Krebsvorsorge schaltet alle Grundrisiken aus, die hauptsächlich von der häufig falschen Ernährungs- und Lebensweise ausgehen, und sollte lebenslang Tag für Tag betrieben werden. Sie erfordert keinen unzumutbaren Verzicht auf Lebensqualität, sondern fügt sich zwanglos in die gesundheitsbewußte allgemeine Lebensführung ein, an die man sich nach der Umstellung bald gewöhnt. Verbissenes Streben nach Erhaltung der Gesundheit, das die Lebensfreude stark einschränkt, wird selbst zum Krankheitsfaktor und soll vermieden werden.

2. Völlige Sicherheit vor Krebs kann die Vorsorge nicht bieten und auch nicht alle Krebsfaktoren ausschalten; aber gerade deshalb müssen alle unnötigen Risiken vermieden werden; mit dem Restrisiko wird der Körper dann leichter aus eigener Kraft fertig.

3. Gesunde Ernährung als eine der Säulen der Krebsvorsorge vermeidet vor allem Fette und denaturierte Kohlenhydrate, die dem Körper nur »leere« Kalorien ohne Vitalstoffe zuführen und dadurch das Krankheitsrisiko erhöhen. Im Mittelpunkt der krebsfeindlichen Vollwertkost stehen naturbelassene pflanzliche Lebensmittel ohne Zusätze, die zum Teil roh verzehrt werden, weil sie dann am meisten Vitalstoffe enthalten. Die tierischen Nahrungsmittel müssen stark eingeschränkt werden. Dabei darf aber keine einseitige Krankendiät verzehrt werden. Die gesunde Kost soll abwechslungsreich und wohlschmeckend sein.

4. Zur gesunden Lebensführung muß täglich mindestens zweimal je fünf bis zehn Minuten lang Gymnastik und dreimal wöchentlich je mindestens 30 Minuten lang Ausdauersport an der frischen Luft betrieben werden, um Durchblutung, Sauerstoffversorgung und Abwehrkraft zu fördern; besonders gut eignen sich Joggen, Schwimmen und Radfahren. Alle Genußmittel, vor allem Nikotin und »harte« Alkoholika, sind als Karzinogene strikt zu meiden. Außerdem sollte man sich um eine ausgeglichene Lebensführung mit genügend Erholung, Entspannung und Schlaf bemühen und schädlichen Streß vermeiden, damit der Körper stets abwehrstark bleibt.

5 Alle vermeidbaren krebserzeugenden Stoffe sind auszuschalten. Das gilt nicht nur für Nikotin und »harte« Alkoholika, sondern auch für Lebensmittelzusätze, schädliche Ausdünstungen aus Bauteilen und Einrichtungsgegenständen, Umweltgifte, Schadstoffe am Arbeitsplatz und ähnliches. Zwar kann man ihnen nicht mehr hundertprozentig entgehen, aber je konsequenter man alle unnötigen Giftbelastungen ausschaltet, desto eher kann der Körper aus eigener Kraft mit den restlichen Risiken fertig werden.

6 Zur Anregung der Körperabwehr müssen alle chronischen Krankheitsherde, die symptomarm vor allem an Zahnwurzeln, Mandeln, Nasennebenhöhlen und Gallenblase bestehen können, vollständig ausgeheilt werden, weil sie die Abwehr blockieren. Verbessert werden die Abwehrfunktionen durch Kneippsche Kaltwasseranwendungen, Sauna und andere abhärtende Maßnahmen, bei Bedarf vorübergehend auch durch abwehrsteigernde Naturheilmittel.

7 Große Bedeutung kommt der psychosozialen Krebsvorsorge durch Entspannung und positive Selbstbeeinflussung zu, die seelische und soziale Krebsfaktoren beseitigt, zur vertieften Selbsterkenntnis, besseren Selbstverwirklichung und Persönlichkeitsentwicklung führt. Autogenes Training eignet sich dazu besonders gut. Bei tiefreichenden seelischen Störungen kann auch fachmännische Hilfe erforderlich werden.

8 Weitere Vorsorgemaßnahmen können je nach Einzelfall erforderlich werden, zum Beispiel bei ungünstigen familiären Krankheitsfaktoren. Sie werden stets mit dem Therapeuten besprochen.

Da es auch durch konsequente Krebsvorsorge keine absolute Sicherheit geben kann, wird sie durch regelmäßige Vorsorgeuntersuchungen ergänzt. Neben den üblichen Methoden der Frühdiagnose gibt es dazu auch verschiedene (umstrittene) Verfahren der Biomedizin, die Krebs schon im Vorstadium nachweisen, lange ehe es zur Entartung der ersten Zellen kommt.

## Früherkennung von Krebs – Warnzeichen und Vorsorgeuntersuchungen

Da die Biomedizin die Krebsgeschwulst als Endstadium eines langjährigen allgemeinen Krankheitsprozesses versteht, setzt ihre Frühdiagnose nicht erst ein, wenn sich bereits ein Tumor zu entwickeln beginnt. Vielmehr versucht sie, die Gesundheitsstörungen, die im Vorstadium von Krebskrankheiten auftreten, so früh wie möglich

zu erkennen. Dann ist Vorsorge im eigentlichen Sinn des Wortes noch möglich, um die Zellentartung zu verhindern.
Die übliche schulmedizinische Diagnostik dagegen kann Krebsgeschwülste erst ab einer gewissen Größe nachweisen und behandeln, Vorsorge ist dann nicht mehr möglich. Das erklärt sich aus dem einseitigen Verständnis von Krebs als örtlicher Krankheit. Immerhin erhöht auch die frühzeitige Diagnose des Tumors im Anfangsstadium noch deutlich die Heilungschancen.

## Harmlos erscheinende Vorwarnungen

Die folgenden Warnzeichen treten nicht als spezifische Frühsymptome einer Krebskrankheit auf, sondern als allgemeine Anzeichen einer noch recht harmlosen Gesundheitsstörung, aus der sich außer Krebs auch andere Erkrankungen entwickeln können. Sie deuten also lediglich darauf hin, daß Störungen der Körperabwehr, des Stoffwechsels, der Sauerstoff- und Vitalstoffversorgung bestehen, die sich hauptsächlich aus falscher Ernährung und Lebensweise erklären. Krebsgeschwülste sind eine mögliche Folge davon, aber aus solchen Warnzeichen muß sich später nicht unbedingt eine bösartige Tumorkrankheit entwickeln. Da man das aber nie mit Sicherheit im voraus beurteilen kann, sollten die Symptome Anlaß zur gezielten Krebsvorsorge sein. Dann lassen sich die Risiken bald wieder normalisieren.

**Als mögliche Frühstwarnzeichen gelten nach praktischer Erfahrung die folgenden Störungen:**

- ▷ Erhöhte Anfälligkeit für verschiedene Infektionskrankheiten als Zeichen der allgemeinen Abwehrschwäche; die Erkrankungen verlaufen meist besonders schwer und lang, selbst wenn es sich um gewöhnlich banale Infekte handelt, dürfen aber trotzdem nicht massiv durch chemische Medikamente unterdrückt werden, weil sich sonst die Abwehrschwäche weiter verschlimmert.
- ▷ Veränderungen an den Haaren und Nägeln als Warnzeichen von Mangelzuständen, insbesondere brüchig-harte Nägel mit oberflächlichen Streifen und glanzlos-stumpfes, vermehrt ausfallendes Haar.
- ▷ Störungen der Hautfunktionen mit auffälliger Trockenheit, übermäßiger Verhornung, Schwielen, schuppenden Ringen an den Nasenflügeln, verzögerter Heilung und Vernarbung von Wunden, auffälliger Neigung zu blauen Hautflecken (wie Blutergüsse) ohne äußere Ursachen und oft auch noch auf Druck schmerzhafte Schwellung innen an den Unterschenkeln.

- ▷ Veränderungen der Schleimhäute, insbesondere Rötungen und andere Verfärbungen an der Innenseite der Lippen, Zunge und Wangenschleimhaut, zusätzlich oft noch Zahnfleischbluten und Neigung zur starken Zahnsteinbildung.
- ▷ Allgemeine Nervosität mit nervöser Schwäche, rascher Ermüdbarkeit, nervösem Schwitzen und depressiven Zuständen.
- ▷ Appetitlosigkeit und Gewichtsabnahme ohne erkennbare äußere Ursachen.
- ▷ Ausgeprägte Blutarmut als Mangelkrankheit, die vor allem Frauen und alte Menschen betrifft und die Sauerstoffversorgung der Zellen verringert.
- ▷ Gürtelrose, eine sehr schmerzhafte Haut-Nerven-Erkrankung durch Infektion mit dem Virus, das bei Kindern Windpocken verursacht; normalerweise werden diese Erreger von der Abwehr erwachsener Menschen in Schach gehalten, so daß man bei Gürtelrose oft von einer stark geschwächten Abwehr ausgehen muß; manchmal besteht bei den Betroffenen auch schon ein Tumor im Frühstadium, nach dem bei Gürtelrose vorsorglich immer gesucht werden muß.

Alle diese einfachen Allgemeinsymptome – ausgenommen manche Formen der Gürtelrose – deuten noch nicht darauf hin, daß Krebs besteht oder sich später unbedingt entwickeln muß. Es besteht also kein Grund zur Angst, denn noch kann der möglichen Krebsentwicklung vorgebeugt werden. Eine gründliche fachmännische Untersuchung wird zeigen, welche Ursachen hinter den unklaren Symptomen stehen, und sie können dann gezielt behandelt werden. Dazu genügen meist die weiter vorne (s. S. 64ff.)beschriebenen Vorsorgemaßnahmen.

Auch wenn der Arzt als Schulmediziner die Bedeutung solcher Krebsvorwarnungen nicht anerkennt, kann er die zugrundeliegenden Ursachen doch erfolgreich behandeln und dadurch das Krebsrisiko vermindern.

## Regelmäßige Vorsorgeuntersuchungen

Die Bezeichnung *Vorsorgeuntersuchung* für die üblichen Diagnoseverfahren der Schulmedizin hat sich eingebürgert, trifft aber nicht genau zu, denn eine Vorsorge ist nicht mehr möglich. Die Untersuchungen erfassen im günstigsten Fall den winzigen Tumor im frühesten nachweisbaren Stadium, dessen Beseitigung oft recht einfach möglich ist und bei richtiger Nachbehandlung zur völligen Heilung führt.

Das läßt zwar viele Wünsche offen, stellt aber bisher das einzige Angebot der Schulmedizin zur Frühdiagnose dar, weil sie Krebs als örtliche Krankheit versteht. Und es ist natürlich immer noch besser, eine bösartige Geschwulst so früh wie möglich zu erkennen und gezielt zu behandeln, als erst dann, wenn die Symptome des fortgeschrittenen Tumors den Betroffenen endlich zur Untersuchung veranlassen. Trotzdem bleibt zu hoffen, daß die offizielle Medizin endlich ihre Vorbehalte gegen biomedizinische Frühdiagnoseverfahren aufgibt und diese ganz selbstverständlich zusätzlich einsetzt.

## *Kritik an den Untersuchungen*

»Ich bin noch nie zur Krebsvorsorge gegangen«, erklären immer mehr Menschen heute, »das nützt ja sowieso nichts. Wenn ich Krebs habe, will ich das überhaupt nicht wissen, helfen kann mir ja doch keiner.« Diese Einstellung, die trotz großangelegter Kampagnen für die Früherkennungsuntersuchungen in letzter Zeit erheblich zugenommen hat, zeigt einmal mehr das Mißtrauen gegenüber der offiziellen Medizin, die bisher in der Krebstherapie auf der Stelle tritt.

So berechtigt diese Einstellung in manchen Bereichen auch sein mag, verkennt sie doch, daß gerade wegen der unzulänglichen Therapiemöglichkeiten der Schulmedizin die Diagnose zum frühestmöglichen Zeitpunkt erfolgen muß, damit noch einige Aussicht auf Heilung besteht. Deshalb soll auch aus der Sicht des Biomediziners grundsätzlich zur jährlichen Früherkennungsuntersuchung geraten werden.

★

Viel schwerer wiegt die Kritik nicht weniger Fachleute (darunter PROFESSOR HACKETHAL), daß manche Krebskrankheiten erst durch die Manipulationen an der Geschwulst während der Untersuchung vom langsam wuchernden oder stationären »Haustierkrebs« zum rasch wuchernden »Raubtierkrebs« übergehen können. Dafür gibt es unbestreitbare Beweise. Insgesamt erscheint das Risiko bei Beachtung einiger Sicherheitsvorkehrungen aber doch nicht so unvertretbar groß, daß man die Untersuchungen in Bausch und Bogen ablehnen sollte. Wesentlich wichtiger als die fruchtlosen gegenseitigen Beschuldigungen der beiden Lager wäre es, alle Energie darauf zu verwenden, diese Risiken auszuschalten. Man darf ja auch nicht vergessen, daß bei solchen Untersuchungen auch viele Geschwülste gerade noch rechtzeitig erkannt werden, um sie erfolgversprechend zu behandeln. Bei allem Respekt vor PROFESSOR HAKKETHAL; mit seiner kompromißlosen Ablehnung schießt er doch über das Ziel hinaus.

Schließlich wird an den Untersuchungen noch kritisiert, daß sie sich auf wenige Krebskrankheiten beschränken, die einfacher und rascher erkennbar sind. Das mindert ihren Wert und kann falsche Sicherheit erzeugen. Andererseits ist es derzeit aber praktisch unmöglich, durch schulmedizinische Diagnosemethoden mehr Krebserkrankungen bei vertretbarem Zeit- und Kostenaufwand zu erfassen. Immerhin handelt es sich bei den Krebsformen, nach denen routinemäßig gesucht wird, um einige besonders häufige Krebserkrankungen. Und selbst dann, wie Kritiker behaupten, im Rahmen der Früherkennung tatsächlich nur 5 bis 10 % der Geschwülste rechtzeitig entdeckt werden, ist das wenigstens ein kleiner Erfolg der an Erfolgen im Kampf gegen den Krebs bisher armen Schulmedizin – von der Bedeutung der rechtzeitigen Diagnose für das Schicksal der Betroffenen ganz abgesehen. So berechtigt die Kritik zum Teil auch erscheint, sie sollte nicht als Argument gegen die regelmäßigen Untersuchungen mißbraucht werden, sondern als Aufforderung an die Fachleute, die Mißstände so rasch und gut wie möglich zu beseitigen, damit die Patienten wieder mehr Vertrauen fassen können.

## *Routineuntersuchungen für Frauen und Männer*

Auf Grund der gesetzlichen Bestimmungen über die Krebsfrüherkennung haben alle Mitglieder einer Krankenkasse ab einem bestimmten Alter einen Rechtsanspruch auf die einmal jährlich durchgeführte kostenlose Standarduntersuchung. Diese Regelung berücksichtigt, welche häufigeren, einfacher erkennbaren Krebserkrankungen ab welchem Lebensalter vermehrt auftreten. Entsprechend der langsamen Entwicklung von Geschwülsten wurde die Häufigkeit der Untersuchungen mit einmal pro Jahr festgelegt.

★

Für *Frauen* beginnt der Anspruch auf die Untersuchung im Bereich der Geschlechtsorgane bereits ab dem 20. Lebensjahr. Untersucht werden dabei Brustdrüsen, Scheide und Gebärmutter. Später kommen dann noch Untersuchungen auf Dick-, Enddarm- und Hautkrebs hinzu. Sie treten nicht so früh in nennenswertem Umfang auf, daß schon ab dem 20. Lebensjahr routinemäßige Untersuchungen erforderlich wären.

★

Für *Männer* besteht der Anspruch auf eine jährliche Untersuchung ab dem 45. Lebensjahr. Dabei wird vor allem die Vorsteherdrüse untersucht, wo ab der Lebensmitte besonders oft Krebs entsteht. Außerdem gehört die Untersuchung der äußeren Geschlechtsorgane, der Haut und des Dick- und Enddarms dazu. Der Bronchialkrebs allerdings, der vorwiegend Männer ab 45 Jahren betrifft, kann im Rahmen der Standarduntersuchungen noch nicht erfaßt werden, obwohl gerade dabei die frühestmögliche Diagnose besonders wichtig ist. Er läßt sich bisher noch nicht so einfach wie die genannten anderen Krebsformen erkennen. Man arbeitet aber an einem Speicheltest, der vielleicht schon bald – zumindest bei der Hauptrisikogruppe der Raucher – routinemäßig eingesetzt werden kann.

## *Zusatzuntersuchungen bei erhöhtem Risiko*

Der Rechtsanspruch auf die Routineuntersuchungen ab einem bestimmten Alter bedeutet selbstverständlich nicht, daß im Einzelfall keine zusätzlichen Untersuchungen zur Früherkennung unabhängig vom Alter und auch in kürzeren Abständen durchgeführt werden könnten. Der Gesetzgeber wollte mit dieser Regelung lediglich zum Ausdruck bringen, daß es sich bei den Früherkennungsuntersuchungen um besondere Leistungen der Krankenversicherungen handelt, die normalerweise in den genannten Zeiträumen stattfinden sollten, damit sie ihren Zweck erfüllen. Darüber hinaus steht es natürlich jedem Arzt frei, bei begründetem Verdacht weitere Untersuchungen zu veranlassen oder die Zeitspanne zwischen den Untersuchungen zu verkürzen. Das kann vor allem bei unklaren ersten Befunden und bestimmten Risikogruppen erforderlich sein.

**Die wichtigsten ergänzenden Untersuchungen sind:**

- ▷ Röntgenuntersuchungen der Gallenblase oder Nieren bei Steinen;
- ▷ Röntgenuntersuchungen oder Spiegelungen bei Magen-Darm-Beschwerden;
- ▷ Röntgenuntersuchungen und weitere diagnostische Maßnahmen bei unklaren Beschwerden am Kehlkopf und/oder im Brustkorb, vor allem bei Rauchern;
- ▷ Blasenspiegelung bei bereits bekannten Polypen oder unklaren Blasenbeschwerden;
- ▷ Leber- und Bauchspeicheldiagnostik vorwiegend durch Blutuntersuchungen;
- ▷ Bestimmungen der Hormonwerte im Blut;
- ▷ andere Blut-, Lymph- und Knochenuntersuchungen je nach Verdachtsmomenten;
- ▷ Inspektion der Lippen, Mundhöhle, des Rachens und Kehlkopfs sowie der Nase und Nebenhöhlen, insbesondere bei Patienten, die rauchen und/oder »harte« Alkoholika trinken oder unter bekannten Polypen der Nasenschleimhaut leiden.

Bei Bedarf wird zur Krebsfrüherkennung also das gesamte Instrumentarium der modernen Schulmedizin bis hin zum Computer- und Kernspin-Tomographen eingesetzt. Es versteht sich aber von selbst, daß derart aufwendige Untersuchungen unmöglich routinemäßig durchgeführt werden können, sonst wäre unser Gesundheitssystem endgültig nicht mehr bezahlbar.

## Frühdiagnose der Biomedizin

Da sie Krebs als Allgemeinkrankheit versteht, die lange vor der nachweisbaren Tumorbildung beginnt, entwickelte die biologische Krebsmedizin zusätzliche Diagnosemethoden, die bereits die Wahrscheinlichkeit einer späteren Krebserkrankung anzeigen. Sie werden bisher allerdings noch nicht offiziell anerkannt, da sie sich nicht mit den einseitigen Vorstellungen der Schulmedizin vereinbaren lassen. Daran konnten auch die nachweisbaren Erfolge noch nichts ändern. Das hat zur Folge, daß die Krankenkassen die Kosten nicht übernehmen. Aber das sollte nicht davon abhalten, auch solche Untersuchungen regelmäßig durchführen zu lassen, um die Befunde der schulmedizinischen Diagnose abzusichern.

### *CCR-Test*

Beim Übergang der Zelle von normaler Sauerstoffverwertung auf Gärungsstoffwechsel treten im Urin typische Stoffwechselprodukte auf. Sie können mit dem Carcinochrom-Reagenz-Harntest (nach DR. GUTSCHMIDT) festgestellt werden. Je nachdem, wie weit die Stoffwechselentgleisung fortgeschritten ist, färbt sich die Lösung unterschiedlich stark rot. Auf diese Weise können Vorkrebsstadien lange vor Beginn der Zellentartung nachgewiesen werden, wenn echte Vorsorge noch möglich ist. Außerdem läßt sich der Erfolg der Krebstherapie überwachen.

★

Der CCR-Test ist einfach und völlig ungefährlich durchzuführen: Etwas Morgenurin wird mit der Reagenzlösung vermischt, 24 Stunden bei Zimmertemperatur gelagert und dann noch kurz nachbehandelt, ehe man das Ergebnis ablesen kann. Er gibt allerdings keine Auskunft darüber, wo sich ein Tumor entwickelt; danach muß – sofern der Test erst bei bereits bestehender Geschwulst eingesetzt wird – gezielt gefahndet werden. Aber das schmälert den praktischen Wert dieser Untersuchung nicht, deren Stärke in der frühestmöglichen Diagnose von Krebsvorstadien besteht.

Da die Schulmedizin die Stoffwechselentgleisung offiziell nicht als Warnzeichen anerkennt, wird der Test im Rahmen der üblichen Früherkennungsuntersuchungen nicht eingesetzt. Man sollte ihn vorsorglich regelmäßig in Abständen von ein bis zwei Jahren beim biologisch orientierten Arzt oder Heilpraktiker anwenden lassen.

Die praktische Erfahrung bestätigt den Wert des CCR-Tests immer wieder, wie folgendes Beispiel veranschaulicht:

- *Der Patient kam erstmals vor 14 Monaten wegen eines chronischen Kehlkopfkatarrhs in die naturheilkundliche Praxis, den der Arzt nicht ausheilen konnte. »Das kommt vom Rauchen«, hatte man ihn ermahnt, »geben Sie es sofort auf.« Vorübergehend schränkte der Mann den Nikotinkonsum zwar ein, dann geriet er aber bald wieder ins alte Fahrwasser. Von der biologischen Medizin erwartete er nun, daß sie den Katarrh heilte, ohne ihm das Rauchen zu verbieten. Das war natürlich unmöglich, aber wenigstens eine Besserung konnte damals erreicht werden. Der vorsorglich durchgeführte CCR-Test ergab eine beginnende Zellentartung. Dieses Ergebnis nahm der Patient jedoch auf die leichte Schulter, denn sein Arzt hatte ja nichts dergleichen festgestellt. Die empfohlenen Maßnahmen schlug er in den Wind.*

  *Nach 14 Monaten stand der Patient wieder im Sprechzimmer. Jetzt gab es auch aus der Sicht der Schulmedizin keinen Zweifel mehr – er litt an Kehlkopfkrebs im frühen Stadium. Die Ärzte rieten dringend zur Operation mit Nachbehandlung durch Bestrahlungen, wobei der Kehlkopf zwar nicht vollständig entfernt werden mußte, das Sprachvermögen wegen des ungünstigen Sitzes der Geschwulst aber doch verloren zu gehen drohte. Diesen Eingriff wollte der Patient vermeiden.*

  *Zur Behandlung mußte er strikt auf Nikotin verzichten, wozu er jetzt nach dem Schock der Krebsdiagnose auch sofort bereit war, und eine strenge Diät einhalten. Hinzu kamen Mistel-, Enzym- und Thymusinjektionen, homöopathische Mittel und ergänzende Psychotherapie. Der Erfolg wurde regelmäßig durch den CCR-Test und Kehlkopfspiegelung überwacht.*

  *Innerhalb von sieben Monaten ergaben beide Diagnosemethoden, daß die Krebskrankheit vollständig geheilt war. Ob das erfreuliche Ergebnis allerdings anhält, kann noch nicht abgesehen werden; der Patient begann nach der Heilung wieder mit dem Rauchen und hält die Diät und andere Behandlungsmethoden nur noch unzuverlässig ein.*

## *Irisdiagnose*

Die Iris-(Augen-)diagnose geht von der Vorstellung aus, daß Krankheiten sich frühzeitig durch Veränderungen an der Regenbogenhaut des Auges abzeichnen. Dafür liegen genügend praktische Erfahrungen vor, die aber wissenschaftlich noch nicht genau erklärbar sind und deshalb von der offiziellen Medizin ignoriert werden.

★

Auch beginnende Krebskrankheiten können lange Zeit vor der Entartung der Zellen schon vom Fachmann an der Iris erkannt werden. Dabei stellt man im Gegensatz zum CCR-Test nicht nur allgemein fest, daß sich Krebs entwickelt, sondern kann meist auch gleich das betroffene Organ bestimmen. Die Untersuchung erfordert aber viel Erfahrung und muß durch weitere diagnostische Maßnahmen abgesichert werden. Dann eignet sie sich gut zur Frühstdiagnose von Krebsvorstufen, die anders noch nicht feststellbar sind.

## *Anthroposophische Krebstests*

Die anthroposophische Medizin gehört auch innerhalb der Naturheilkunde zu den Außenseiterverfahren (das bildet aber kein Werturteil). Begründet wurde sie zum Beginn des 20. Jahrhunderts von dem Philosophen RUDOLF STEINER, der unter anderem auch die Waldorfschulen ins Leben rief. Stärker als alle anderen Naturheilverfahren stellt sie das »geistige Prinzip« von Gesundheit und Krankheit in den Vordergrund der Medizin, beruht also auf geisteswissenschaftlichen Vorstellungen, auf die hier nicht mehr näher eingegangen werden kann.

★

Dementsprechend verstehen die anthroposophischen Ärzte auch Krebs teilweise anders als die übrige Biomedizin oder die Schulmedizin und entwickelten spezielle Untersuchungsmethoden zur Frühstdiagnose beginnender Zellentartungen. Besondere Bedeutung erlangten der *Kupferchlorid-Kristallisationstest* nach DR. PFEIFFER und DR. SELAWRY und der *Steigbild-Bluttest* nach DR. KAELIN.

★

Beide Methoden sind natürlich umstritten, weil sie auf einem anderen Verständnis der Krebskrankheit beruhen. In der Praxis haben sie sich trotzdem gut bewährt. Allerdings müssen die Ergebnisse vorsorglich auf andere Weise abgesichert werden, damit man eine zuverlässige Diagnose stellen kann.

## *Chirologie ist keine Scharlatanerie*

Schon die bisher vorgestellten Krebsdiagnosen der Biomedizin gelten offiziell als nicht genügend bewiesen. Erst recht trifft das für die Krebsdiagnose aus den Linien der Handflächen zu, die im allgemeinen als Scharlatanerie bezeichnet wird. Aber so einfach darf man es sich nicht machen. Denn nach vorliegenden ersten Erkenntnissen scheinen sich Krebskrankheiten tatsächlich lange vor der Entartung der Zellen durch bestimmte Veränderungen der Handlinien bemerkbar zu machen. Das ergaben verschiedene Untersuchungen, die bestimmte Merkmale der Handlinien statistisch mit der Krebshäufigkeit in Beziehung setzten.

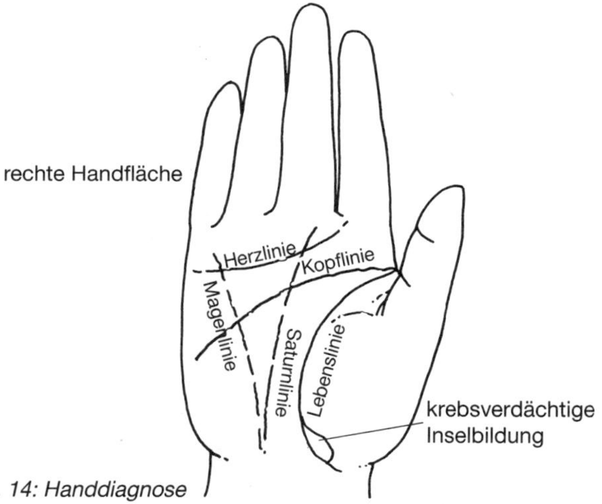


*Abb. 14: Handdiagnose*

Bei uns lehnt man diese Form der Diagnostik wohl hauptsächlich deshalb ab, weil sie an die okkulte Weissagung der Zukunft aus den Handlinien erinnert. Aber damit hat sie nichts zu tun, sondern beruht auf körperlichen Vorgängen, die bisher nur noch nicht ausreichend geklärt werden konnten. Selbst ein so namhafter Mediziner wie PROFESSOR DR. FELLINGER, Vorstand der 2. Wiener Universitätsklinik und damit bestimmt über den Verdacht der Scharlatanerie erhaben, befaßt sich ernsthaft mit dem Phänomen der Handliniendiagnostik. Dem stehen bei uns noch Vorurteile entgegen, die hoffentlich bald unvoreingenommener Forschung weichen. Dann könnte auch diese diagnostische Methode im Kampf gegen den Krebs eine Rolle spielen, ohne natürlich die anderen Diagnoseverfahren zu ersetzen.

## Sieben Warnzeichen des Krebses

»Beschwerden hatte ich ja schon einige Zeit, aber die waren nicht weiter schlimm«, erklären viel zu viele Krebskranke, wenn sie endlich mit fortgeschrittenen Tumoren doch in die Sprechstunde kommen. »Ich meinte aber, daß sich das alles doch wieder von selbst legt.« Aber die Zeit zwischen dem Auftreten der ersten unklaren Symptome und der Untersuchung kann unter Umständen über Leben und Tod entscheiden. Deshalb sollte jeder die *sieben klassischen Warnzeichen des Krebses* kennen, die oft schon früh auftreten – früh genug jedenfalls, um noch eine erfolgversprechende Behandlung einzuleiten.

❶ Alle ungewöhnlichen Absonderungen aus natürlichen Körperöffnungen, insbesondere Blut und/oder Eiter im Stuhl und Urin mit Störungen der Darm- oder Harnentleerung, aber auch aus der Nase und anderen Körperöffnungen.

❷ Bei Frauen alle ungewöhnlichen Blutungen, Ausfluß und andere Ausscheidungen aus der Scheide, vor allem dann, wenn sie nach dem 35. Lebensjahr, während und nach den Wechseljahren auftreten.

❸ Husten und/oder Heiserkeit, die länger als sieben bis zehn Tage unvermindert andauern und auf die übliche Behandlung nicht ansprechen; dieses Warnzeichen ist vor allem bei Rauchern ab dem 45. Lebensjahr krebsverdächtig.

❹ Verzögerte Heilung von Wunden und Geschwüren der Haut, vor allem auch bei Unterschenkelgeschwüren (»offenes Bein« bei Krampfadern).

❺ Alle ungewöhnlichen Veränderungen und Knoten in der Haut, in erster Linie Vergrößerungen und Dunkelfärbung von Muttermalen (Leberflecken) und Warzen, die jucken und sich mit einem entzündlichen roten Hof umgeben oder bluten, aber auch Knoten durch Anschwellung von Lymphknoten am Hals, in den Achselhöhlen oder der Leistengegend.

❻ Bei Frauen alle Knoten, Verdickungen und Einziehungen an den Brüsten mit oder ohne Schwellung des Achsellymphknotens, die bei der empfehlenswerten monatlichen Selbstuntersuchung der Brüste (nach Anleitung des Facharztes) oft festgestellt werden können.

❼ Unerklärliche Abmagerung, auffällige Blässe, dauerhafte Leistungsschwäche und chronische Schluck-, Magen- und Darmbeschwerden.

Darüber hinaus müssen auch alle anderen unklaren Symptome, die länger als einige Tage andauern oder häufig wiederkehren, so bald wie möglich geklärt und je nach Ursachen behandelt werden.

★

Alle diese Beschwerden können, müssen aber nicht unbedingt auf Krebs hinweisen. Im Gegensatz zu den allgemeinen Vorwarnzeichen, die eingangs ausführlich beschrieben wurden, deuten sie aber unter Umständen bereits auf einen bestehenden kleinen Tumor hin und dürfen deshalb nicht unnötig verschleppt oder selbst behandelt werden. Da es sich im allgemeinen noch um Krebs in einem frühen Stadium handelt, sind die Aussichten auf völlige Heilung immer noch günstig.

## Tumormarker – Hoffnung der Zukunft

Krebszellen geben oft bestimmte Stoffe an das Blut und andere Körperflüssigkeiten ab, wie wir bereits beim CCR-Test (vgl. S. 85) feststellten. Inzwischen wird das auch von der Schulmedizin mehr berücksichtigt. Deshalb sucht man heute auch schon nach verschiedenen abnormen Abwehr- und Eiweißstoffen sowie nach Hormonen, die als Tumormarker auf eine Geschwulst hinweisen können.

Größere Fortschritte wurden bisher allerdings noch nicht erzielt, dazu forscht man noch zu kurz. Insbesondere die Bedeutung der einzelnen Substanzen ist oft sehr umstritten, und es gelingt bisher auch nicht, allein durch ihren Nachweis einen bestimmten Tumor sicher genug festzustellen. Vorläufig wendet man die Untersuchungen deshalb vorwiegend zur Absicherung der auf andere Weise gewonnenen Diagnose, zur Überwachung des Krankheitsverlaufs während der Behandlung und zur Frühdiagnose von Rückfällen und Tochtergeschwülsten. Dabei haben sich die Tumormarker zum Teil schon gut bewährt.

★

Mit zunehmender Erfahrung wird man Tests, bei denen Tumormarker nachgewiesen werden, in absehbarer Zeit voraussichtlich auch verstärkt zur Frühdiagnose beginnender Erstgeschwülste einsetzen können, möglicherweise sogar zur Routineuntersuchung im Rahmen des Früherkennungsprogramms, das dann wesentlich mehr Krebsformen als bisher erfassen könnte. Bis dahin bleibt aber noch viel Forschungsarbeit zu leisten.

**Zusammenfassung**

❶ Die allgemeinen Veränderungen des Stoffwechsels und der Abwehrfunktionen, die der Zellentartung lange vorausgehen, führen zu unklaren, im Grunde noch harmlosen Gesundheitsstörungen. Wenn man sie beachtet, kann das Fortschreiten der Krankheit bis zur Tumorentstehung durch geeignete Vorsorgemaßnahmen verhindert werden.

❷ Die üblichen Früherkennungsuntersuchungen der Schulmedizin für Frauen und Männer sind umstritten, weil sie nur wenige Krebsformen erst dann erfassen, wenn bereits ein Tumor im Frühstadium besteht, also keine Vorsorge mehr möglich ist. Außerdem stehen sie im Verdacht, die Geschwulst durch die zur Untersuchung notwendigen Manipulationen nicht selten erst zur gefährlich raschen Wucherung zu reizen. Trotzdem sollten die Untersuchungen regelmäßig durchgeführt werden, weil die Gefahren der zu späten Behandlung die Risiken der diagnostischen Maßnahmen überwiegen. Bei Bedarf kann der Arzt häufigere oder zusätzliche Untersuchungen durchführen.

❸ Die biologische Krebsmedizin kennt verschiedene, offiziell noch nicht anerkannte Diagnosemöglichkeiten, die Krebs lange vor der Entwicklung des Tumors nachweisen und deshalb noch echte Vorsorge zulassen.

❹ Die sieben klassischen Warnzeichen des Krebses sollte jedermann kennen, um bei ihrem Auftreten sofort eine Untersuchung zu veranlassen. Diese Symptome können, müssen aber nicht unbedingt auf einen bestehenden Tumor im Anfangsstadium hinweisen.

❺ Zur Erweiterung der Krebsfrühdiagnose wird heute an Tests gearbeitet, mit denen bestimmte Stoffe aus den entarteten Zellen nachweisbar sind. Man kennt bereits zahlreiche dieser Tumormarker, kann sie bisher aber noch nicht zur zuverlässigen Frühdiagnose nutzen, weil die Kenntnisse zu lückenhaft sind. In Zukunft werden sie aber voraussichtlich eine wichtigere Rolle in der Krebsdiagnostik spielen.

★

Die Kombination schulmedizinischer und biomedizinischer Diagnosemethoden, die einander ergänzen und absichern, bietet die zuverlässigste Möglichkeit zur Krebsfrüherkennung. Sie wird bisher nicht genutzt, weil dem Vorbehalte der offiziellen Medizin entgegenstehen. So verhindert man eine effektive Diagnostik im frühesten Krebsvorstadium.

# Krebs muß nicht tödlich sein – Ganzheitliche Behandlung von Krebskrankheiten

Zwischen der schulmedizinischen Krebstherapie und der Behandlung nach biomedizinischen Grundsätzen bestehen einige erhebliche Unterschiede. Sie können bedeutungslos bleiben, wenn ein Tumor im frühesten Stadium entdeckt, beseitigt und richtig nachbehandelt wird; aber gerade bei den weiter fortgeschrittenen Geschwülsten entscheiden sie nicht selten über Leben und Tod.
Die übliche Krebsbehandlung orientiert sich zu einseitig an der Vorstellung, daß Krebs als örtliche Krankheit durch lokale Maßnahmen geheilt werden kann, und versäumt deshalb die Beseitigung der Grundursachen. Deshalb kommt es häufig zu Rückfällen und Tochtergeschwülsten. Die Biomedizin dagegen richtet die Therapie vorwiegend gegen die Abwehrschwäche und Stoffwechselentgleisung, die als allgemeine Krebsursachen überhaupt erst die Zellentartung zulassen, und akzeptiert die örtliche Behandlung nur als notwendige Ergänzung. Deshalb kann auch in fortgeschrittenen Fällen durch biologische Ganzheitstherapie noch Heilung erreicht werden.

## Einseitige Krebstherapie der Schulmedizin

Die offizielle Krebsbehandlung besteht hauptsächlich aus chirurgischen Eingriffen zur Beseitigung der örtlichen Geschwulst. Danach wird versucht, durch Bestrahlungen und/oder zellwachstumshemmende Medikamente die restlichen Krebszellen zu vernichten und Tochtergeschwülsten vorzubeugen. Mit dieser Nachbehandlung erreicht man aber nicht selten das Gegenteil, weil Strahlung und Arzneimittel die Körperabwehr zusätzlich schwächen. Das gilt auch bei nichtoperablen Geschwülsten, die nur durch Bestrahlungen und Medikamente behandelt werden. Darüber hinaus setzt die Schulmedizin häufig hohe Dosen schmerzlindernder Arzneimittel ein, die zu erheblichen Nebenwirkungen führen können und vor allem die Leber stark belasten.

Auch wenn durch diese Behandlung zweifellos Heilungen möglich sind, bleiben die Ergebnisse im Vergleich zur Ganzheitsmedizin doch unbefriedigend und können insbesondere bei weit fortgeschrittenen Tumoren nur wenig Hoffnung auf dauernde Heilung machen. Deshalb ist es dringend erforderlich, aus der Schulmedizin die notwendigen Maßnahmen zu übernehmen und gemeinsam mit biologischen Heilverfahren anzuwenden. Das stößt aber in beiden Lagern noch auf erhebliche Widerstände, die zu Lasten der Kranken gehen.

## Stahl und Strahl – die »klassische« Therapie

Operationen und Bestrahlungen bilden die Säulen der üblichen Krebsbehandlung. Dabei konnten einige wichtige Fortschritte erzielt werden, die hauptsächlich der Schonung des Patienten dienen. In einigen Bereichen ließen sich die Erfolgsaussichten dieser Therapie entscheidend verbessern, insgesamt bleiben sie wegen der einseitig örtlichen Behandlung, die keinen Einfluß auf die Krebsursachen nimmt, aber immer noch unbefriedigend.

### *Chirurgische Behandlung*

»Auch eine gelungene Operation bedeutet im Grunde nur, daß man eine Krankheit reparieren, aber nicht heilen konnte.« Dieser Ausspruch eines Chirurgen bringt das Grundproblem der operativen Krebstherapie auf den Punkt: Der Tumor als örtliches Symptom der Krebskrankheit wird dadurch beseitigt; die eigentlichen Ursachen bestehen aber fort.

★

Trotz dieser Einschränkung wird kein seriöser Biomediziner bei Krebs grundsätzlich von einer Operation abraten, denn die Entfernung des Ersttumors versetzt den Körper in die Lage, seine Abwehr voll auf die zurückbleibenden Tumorzellen und beginnenden Tochtergeschwülste zu konzentrieren. Das ist auch deshalb wichtig, weil bei chirurgischen Eingriffen oft erst einige Tochterzellen in den Körper gestreut werden, wie die Kritiker der schulmedizinischen Krebstherapie nachwiesen. Dem versucht man inzwischen zwar vorzubeugen, aber das gelingt noch nicht zuverlässig genug.
Die Beseitigung der restlichen Krebs- und Tochterzellen nach der Operation setzt voraus, daß eine ganzheitliche Nachsorge durchgeführt wird, um die Abwehr zu stärken und den Stoffwechsel zu normalisieren. Dann bestehen die günstigsten Aussichten auf völlige Heilung.

Ziel der Operation ist es, den Ersttumor möglichst vollständig zu entfernen. Ob das gelingt, hängt davon ab, wie tief und wo er ins gesunde Gewebe eingewuchert ist. Denn in manchen Körpergebieten kann man nicht tief genug schneiden. Wenn nötig, werden bei der Operation aber auch ganze, nicht unbedingt lebenswichtige Organe oder Gliedmaßen entfernt, die nicht mehr zu retten sind. Unter anderem kann das bei Knochensarkomen und Krebs des Magens, Dick- und Mastdarms, der Brustdrüsen und Gebärmutter erforderlich sein. Andere Organe, vor allem Leber und Lungen, lassen sich nicht entfernen, weil ohne sie kein Leben möglich ist. Radikale Eingriffe, wie sie lange Zeit insbesondere an der weiblichen Brust üblich waren, erwiesen sich allerdings oft als nicht unbedingt erforderlich. Wegen der starken seelischen Belastung der Brustamputation neigt man heute wieder mehr dazu, die Brust in vertretbaren Fällen zu erhalten, aber das ist nicht immer möglich.

★

Oft müssen nicht nur die krebsbefallenen Gewebe und Organe chirurgisch entfernt werden, sondern auch die benachbarten Lymphgewebe, da sich über das Lymphsystem besonders oft Tochterzellen ausbreiten. Das kann auch schon vorsorglich geschehen, wenn der Ersttumor noch nicht auf das Lymphsystem übergegriffen hat; unbedingt erforderlich wird es dann, wenn bereits Wucherungen des Lymphsystems bestehen. Da die Entfernung eines Teils der Lymphbahnen und -knoten nicht selten zu unerwünschten Folgen führt, muß diese Entscheidung sorgfältig überlegt werden.

Chirurgische Eingriffe haben heute viel an Risiken verloren, weil selbst umfangreiche und langdauernde Operationen dank verbesserter Operations- und Narkosetechniken leichter und schneller überstanden werden. Selbst im hohen Alter lassen sich inzwischen noch viele Operationen durchführen, an die man sich vor einiger Zeit noch nicht herangewagt hätte. Trotzdem stellt natürlich jeder chirurgische Eingriff auch bei optimaler Versorgung ein gewisses Risiko dar, das bei Krebs wegen der Schwere der Krankheit aber in Kauf genommen werden muß.

★

Trotz aller Fortschritte der Chirurgie können längst nicht alle Krebserkrankungen operiert werden. Insbesondere bei ausgedehnten Geschwülsten bleibt die Operation oft aussichtslos, weil der Tumor mit seinen Metastasen unmöglich vollständig zu entfernen ist. Das verschlechtert zwar die Heilungsaussichten, bedeutet für die Biomedizin aber noch lange nicht, daß den Patienten nicht mehr zu helfen wäre.

## *Fortschritte und Risiken der Strahlenmedizin*

Die Strahlentherapie wird bei nicht mehr operablen Krebskrankheiten und häufig auch zur Nachbehandlung im Anschluß an Operationen durchgeführt. Sie erinnert ein wenig an den Versuch, den Teufel mit dem Beelzebub auszutreiben, denn bei dieser Therapie werden Strahlen verwendet, die Krebs erzeugen können.

Deshalb lehnt die Biomedizin radioaktive Bestrahlungen als Krebsnachsorge grundsätzlich ab; zu rechtfertigen sind ihre Risiken allenfalls in weit fortgeschrittenen Fällen, die anders nicht mehr behandelt werden können. Dann schafft man durch die Zerstörung des Tumors im Einzelfall doch noch günstigere Aussichten für die biologische Behandlung. Die erheblichen Nebenwirkungen können durch begleitende Naturheilverfahren abgeschwächt werden.

★

Die Strahlung, die gegen Krebs eingesetzt wird, wirkt grundsätzlich schädlich auf alle Gewebe.

Allerdings reagieren die Krebszellen etwas empfindlicher auf diese Strahlen als die gesunden Zellen. Theoretisch kann man die Strahlung deshalb so dosieren, daß sie nur Tumorgewebe zerstört, das gesunde Gewebe aber schont. In der Praxis gelingt das aber nur unvollständig, denn die Schwelle zwischen verträglich und schädlich ist schnell überschritten.

So erfolgt praktisch immer auch eine Schädigung gesunder Zellen, aus der sich später ein neuer Tumor entwickeln kann. Hinzu kommt, daß die Strahlung die Körperabwehr weitgehend lahmlegen kann und beim Zerfall des bestrahlten Tumors Giftstoffe freigesetzt werden, die den Körper überschwemmen und den Stoffwechsel der gesunden Zellen in Mitleidenschaft ziehen.

★

Die Gefahren der Strahlentherapie konnten inzwischen zwar verringert, aber nicht ausgeschaltet werden. So verwendet man heute zum Beispiel Bestrahlungstechniken, die den Tumor aus verschiedenen Richtungen unter größtmöglicher Schonung gesunder Gewebe förmlich ins Kreuzfeuer nehmen. Man spritzt das strahlende Material zur Behandlung ein oder pflanzt es gar unmittelbar in den Tumor.

Dadurch wird eine gezieltere Behandlung möglich, die nicht mehr so viele Nebenwirkungen verursacht. Aber trotz dieser Fortschritte kommt die Strahlentherapie nur ausnahmsweise in Frage, nicht mehr oder minder routinemäßig, wie es heute auch bei kleineren Tumoren üblich ist.

## Zellteilungshemmende Medikamente

Mit der Einführung chemischer Arzneimittel, die das Wachstum der Krebszellen hemmen, schien der offiziellen Krebsmedizin vor einiger Zeit ein entscheidender Druchbruch gelungen. Leider erwies sich das als übertriebene Hoffnung. Die *Zytostatika* hielten nicht, was man sich anfangs von ihnen versprach. Lediglich bei einigen Formen des Blut- und Lymphkrebses, Eierstock- und Hodengeschwülsten konnten sie die Heilungsaussichten verbessern; bei allen anderen Krebskrankheiten ist ihr Nutzen fraglich. Am besten eignet sich noch die Kombination mehrerer Zytostatika in geringerer Einzeldosis, um die Krebszellen in verschiedenen Stadien der Teilung zu schädigen. Wie bei der Strahlentherapie gilt aber auch hier grundsätzlich, daß die Arzneimittel nur bei nicht mehr operablen und auch auf andere Weise nicht zu beeinflussenden Geschwülsten zusammen mit biologischen Heilmitteln angewendet werden sollten.

★

Die krebshemmende Wirkung der Zytostatika erklärt sich theoretisch daraus, daß sie Krebszellen, die sich rasch teilen, eher als gesunde Zellen schädigen.

Aber in der Praxis läßt sich auch die schädliche Wirkung auf gesunde Zellen nicht vermeiden. Haarausfall gehört noch zu den harmlosen Nebenwirkungen und erklärt sich aus der raschen Teilung der Haarzellen. Wesentlich bedenklicher sind die Schädigungen des Knochenmarks mit Störungen der Blutbildung und die Schwächung der Körperabwehr, die während der Therapie mit Zytostatika völlig zusammenbrechen kann.

Hinzu kommt auch hier wieder die Gefahr, daß Stoffwechselgifte aus dem zerfallenden Tumor in den Körper gelangen und die gesunden Zellen schädigen.

★

Inzwischen wurden Fortschritte erzielt, die das Risiko verringern. In der Mehrzahl der Fälle erscheint es aber immer noch unvertretbar hoch, so daß man zugunsten der biologischen Behandlung meist auf solche Arzneimittel verzichten sollte.

Der Biomedizin steht mit der *Mistel* ein pflanzliches Zytostatikum zur Verfügung, das die Krebszellen auch ohne die gefürchteten Nebenwirkungen der chemischen Medikamente zerstören kann.

## Schmerzlindernde Arzneimittel

»Den Tod fürchte ich nicht so sehr wie das langsame Sterben unter unerträglichen Schmerzen«, hört man in der Praxis immer wieder von Krebskranken.

Die Angst vor Krebs erklärt sich in vielen Fällen hauptsächlich aus dieser Angst vor Schmerzen und dem Dahindämmern unter der Wirkung starker betäubender Medikamente, die zum Teil zu den suchterzeugenden Betäubungsmitteln gehören.

★

In der schulmedizinischen Krebstherapie müssen solche Medikamente häufig hochdosiert eingesetzt werden, um den Patienten unnötige Qualen zu ersparen. Sie führen allerdings oft zu erheblichen Nebenwirkungen; sie betreffen insbesondere die Leber, die für die erfolgreiche Krebstherapie voll funktionsfähig sein sollte, behindern indirekt also die Heilung. Deshalb werden sie von der biomedizinischen Krebsmedizin seltener eingesetzt. Das bedeutet aber nicht, daß letztere die Patienten mit ihren Schmerzen im Stich läßt. Vielmehr geht sie einen anderen, unschädlicheren Weg zur Schmerzlinderung.

Oft hilft schon die *Injektion von Mistelextrakten* gegen die Schmerzen. Ein weiteres bewährtes Naturheilmittel sind die *Enzyme*, die – vereinfacht ausgedrückt – jene Stoffe in den Geweben abbauen, die zu den Schmerzen führen. Außerdem hilft die *Neuraltherapie* oft auch bei schwersten Schmerzen.

Daneben gibt es noch verschiedene andere Verfahren, um den Patienten die Schmerzen zu nehmen, ohne daß sie nur noch halb betäubt dahinvegetieren.

★

Zwar helfen diese *biologischen Schmerzmittel* nicht immer ausreichend, aber es ist auch schon viel gewonnen, wenn man dadurch wenigstens die Dosis der starken Schmerzmittel verringern kann. Dann leben die Patienten weiterhin bewußt, was zur Aktivierung ihrer seelischen Selbstheilungskräfte sehr wichtig ist, und müssen keine ernsten Nebenwirkungen bis hin zur Sucht befürchten. Nur in Ausnahmefällen wird es notwendig sein, starke Betäubungsmittel zu verabreichen. Sie sollten aber so bald wie möglich wieder verringert werden, selbst wenn man den Patienten keine Überlebenschance mehr gibt. Denn es gelingt immer wieder, sogar in solchen scheinbar hoffnungslosen Fällen noch für längere Zeit, die Krankheit zu bessern und den Kranken ein menschenwürdiges Leben zu ermöglichen.

**Zusammenfassung**

1. Die schulmedizinische Krebstherapie geht einseitig davon aus, daß nur örtliche Tumoren und ihre möglichen Metastasen behandelt werden müssen, und vernachlässigt die allgemeinen Krebsursachen. Deshalb beschränkt sie sich auf Operation, Bestrahlung, Arzneimittel mit zellteilungshemmender Wirkung und schmerzlindernde Medikamente.

2. Die Operation ist grundsätzlich angezeigt, um den Ersttumor zu entfernen; dann kann der Körper bei entsprechender Nachbehandlung aus eigener Kraft mit den restlichen Krebszellen und Tochtergeschwülsten fertig werden. Allerdings läßt sich nicht jede Krebskrankheit chirurgisch behandeln.

3. Strahlenbehandlung und zellwachstumshemmende Medikamente schädigen hauptsächlich die Krebszellen, lassen sich aber nicht so genau dosieren, daß nicht auch gesunde Zellen geschädigt werden. Deshalb führen sie zu schweren Nebenwirkungen, von denen vor allem die weitgehende Blockade der Körperabwehr und die Überschwemmung des Körpers mit Zerfallsprodukten aus dem zerstörten Tumor besonders bedenklich sind. Deshalb eignen sich diese Maßnahmen nur dann, wenn anders keine Besserung mehr zu erzielen ist, aber keinesfalls zur Nachsorge. Zusätzlich sollten stets geeignete Naturheilmittel angewendet werden, um die Nebenwirkungen abzuschwächen und die Heilung zu fördern.

4. Schmerzlindernde Maßnahmen sind bei Krebs meist erforderlich, aber nicht unbedingt starke Schmerz- und Betäubungsmittel, die erhebliche Nebenwirkungen verursachen, die für die Heilung wichtige Leber überfordern und zur Sucht führen können. Die biologische Medizin kennt verschiedene gut wirksame unschädliche Möglichkeiten zur Schmerzlinderung, die oft ausreichen oder zumindest eine Verminderung der gefährlichen Schmerzmittel erlauben, so daß die Patienten nicht nur noch halb betäubt dahindämmern, sondern ein aktives Leben führen können.

★

Die schulmedizinische Krebstherapie kann also trotz einiger Fortschritte der letzten Zeit nach wie vor nicht befriedigen. Sie hilft dann am besten, wenn Krebs im Frühstadium besteht und durch örtliche Behandlung und ganzheitliche Nachsorge noch einfach geheilt werden kann, versagt aber weitgehend bei weiter fortgeschrittenen Tumoren, sofern sie nicht gemeinsam mit der biologischen Krebstherapie eingesetzt wird.

# Ganzheitsmedizinische Krebsbehandlung

Entsprechend ihrer ganzheitlichen Auffassung von den Krebskrankheiten geht die biologische Krebstherapie einen anderen Weg als die offizielle Medizin. Der Tumor bedeutet für sie lediglich das örtliche Symptom einer Allgemeinkrankheit; seine chirurgische Entfernung wird grundsätzlich befürwortet. Die erfolgreiche Operation verwechselt die Biomedizin aber nicht mit Heilung, denn die allgemeinen Krebsursachen bestehen nach wie vor. Deshalb richtet sich die Behandlung hauptsächlich gegen die Abwehrschwäche und Störungen des Stoffwechsels der Krebszelle. Wenn sie durch Naturheilmittel vollständig beseitigt werden, kann Krebs auch in fortgeschrittenen Fällen noch geheilt werden. Das mag unglaublich klingen, wird durch die Praxis aber immer wieder bestätigt.

★

Ein weiterer Vorteil der biologischen Krebsbehandlung darf nicht vergessen werden – sie erfordert aktive Mitarbeit des Patienten. Das verhindert, daß er sich seiner Krankheit hilflos ausgeliefert fühlt, und regt seine seelischen Widerstandskräfte dagegen erheblich an, was unter Umständen für die vollständige Heilung entscheidend sein kann.

Natürlich muß auch die biologische Krebstherapie nach Anweisung des Fachmanns durchgeführt werden, **Selbsthilfe ist bei einer derart schweren Krankheit nicht erlaubt**. Die folgenden Ausführungen sollen deshalb auch nicht zur Selbstbehandlung anleiten, sondern veranschaulichen, daß Hilfe bei Krebs möglich ist und mit von der aktiven Teilnahme an der Therapie abhängt.

## Krebsdiät als Grundlage der Therapie

Eine Diät zur Grundbehandlung von Krebs kennt die offizielle Medizin nicht, das erklärt sich wieder aus ihrem einseitigen Verständnis der Krankheit. Lediglich bei Krebserkrankungen der Verdauungsorgane gibt es einige Ernährungsrichtlinien, die aber nur die verschlechterten Verdauungsfunktionen (zum Beispiel nach Entfernung des Magens) berücksichtigen, nicht gegen die Krebsursachen gerichtet sind. Damit wird eine wichtige Waffe im Kampf gegen Krebs ignoriert, nur weil sich ihre Wirkungen noch nicht genau erklären lassen und mit der Lehrmeinung nicht in Einklang zu bringen sind. Erfahrungen namhafter Krebstherapeuten, wie PROFESSOR ZABEL und DR. DR. SEEGER, die in langjähriger Arbeit nachwiesen, daß die Diät die typischen Stoffwechselveränderungen der Krebszellen beseitigt, beachtet man einfach nicht. In der biologischen Krebsmedizin hingegen steht die richtige Ernährung im Mittelpunkt der Behandlung; ohne sie bleiben alle anderen Maßnahmen Stückwerk.

## Ernährungsrichtlinien für Krebskranke

Als eines der wichtigsten Krebsheilmittel muß die Diät individuell vom Fachmann verordnet werden, der die Befunde genau kennt. Die nachstehenden Diätgrundsätze gelten für die meisten Krebskranken, können bei Bedarf aber noch durch spezielle Anweisungen des Therapeuten erweitert werden, um die Ernährung optimal der Krankheit anzupassen. Im Prinzip gleicht die Krebsdiät weitgehend der vorbeugenden Kost, denn beider Ziel besteht in der Normalisierung des Zellstoffwechsels und der Anregung der Körperabwehr.

### *Zusammenstellung der Kost*

Das oberste Gebot der Krebsdiät lautet, daß sie *keine vermeidbaren Zusätze* und *Rückstände* enthalten darf und dem Körper *alle Nähr-* und *Vitalstoffe* in der erforderlichen Menge zuführen muß. Deshalb sollen alle Nahrungsmittel möglichst aus *biologischem Anbau* und *naturgemäßer Tierhaltung* stammen und zum Teil *roh* verzehrt werden.

★

Die *Kalorienzufuhr* hängt vom tatsächlichen Bedarf ab und liegt durchschnittlich bei 2100 bis 2400 Kalorien täglich; lediglich bei ungewöhnlich hoher körperlicher Beanspruchung, wie sie heute kaum noch vorkommt, darf diese Menge überschritten werden. Zu wenig Kalorien darf die Krebsdiät aber auch nicht enthalten, sonst entsteht bald schädliches Untergewicht.

Viele im Verlauf ihrer Krankheit stark abgemagerte Krebskranke meinen, sie müßten besonders viel essen, um bald wieder zu Kräften zu kommen, und überlasten dadurch den ohnehin schon gestörten Stoffwechsel. Dadurch kann sich die Krankheit weiter verschlimmern, inbesondere wenn zu viel Fett verzehrt wird. Natürlich muß das Untergewicht normalisiert werden, aber keinesfalls durch eine fettreiche Mastkur. Wenn erst der Stoffwechsel wieder gebessert wurde, kann der Körper die vollwertige Kost ausreichend verwerten, und das Gewicht normalisiert sich allmählich ohne schädliche Überfütterung auf natürliche Weise.

Wenn *Übergewicht* besteht, muß unter Anleitung des Therapeuten eine schonende Schlankheitskur durchgeführt werden, die jede Einseitigkeit vermeidet. Insbesondere darf das Gewicht nicht zu rasch oder durch »Wunderkuren«, die beispielsweise nur Fett und Eiweiß erlauben, reduziert werden. Vielmehr wird zur Reduktionsdiät der Kaloriengehalt der Vollwertkost nach Bedarf vermindert; das erreicht man am besten durch Erhöhung des Anteils an kalorienarmer Rohkost.

★

Bei richtig zusammengestellter *Krebsdiät* treten normalerweise keine Gewichtsprobleme auf; man muß also nicht für jede Mahlzeit genau die Kalorien berechnen. Da die Kost wenig Fett, keine denaturierten Kohlenhydrate und genügend Ballaststoffe enthält, ist es fast unmöglich, dadurch zu viele Kalorien zuzuführen.

★

Die Versorgung mit den Nährstoffen Eiweiß, Fett und Kohlenhydrate, die im Körper zur Energiegewinnung und als Baustoffe für körpereigene Substanz benötigt werden, muß durch die Krebsdiät gewährleistet werden; dabei ist aber jede Überversorgung zu vermeiden. Im Mittelpunkt stehen naturbelassene pflanzliche Kohlenhydrate, die alle lebenswichtigen Vitalstoffe enthalten.

**Dafür gelten folgende Richtlinien:**

▷ Pflanzliche Nahrungsmittel werden in der Krebsdiät zu mindestens *50% in roher Form* zugeführt, weil rohes Obst, Salat und Gemüse als »lebendige« Nahrung den höchsten Anteil an Vitaminen, Mineralstoffen und Spurenelementen enthalten; außerdem bleiben nur in der Rohkost die hitzeempfindlichen Enzyme erhalten, die für die Krebsvorsorge besonders wichtig sind. Weil nicht alle pflanzlichen Lebensmittel die notwendigen Vitalstoffe alle in ausreichender Menge enthalten, verzehrt man jeden Tag verschiedene Obst-, Gemüse- und Salatarten, um die vollständige Versorgung mit allen Vitalstoffen sicherzustellen.

▷ Zusätzlich werden täglich *vollwertige naturbelassene Getreideprodukte* verzehrt, am besten Bircher-Müsli und Kollath-Frischkornbrei mit Vollkorngetreide, Obst und Gemüse. Zum Teil verwendet man Getreide auch als Keimlinge (zum Beispiel Weizenkeime), die man mit einem speziellen Keimapparat aus dem Reformhaus stets frisch zu Hause herstellt; die Keime enthalten besonders viele Vitalstoffe, die während des Keimvorgangs aktiviert werden.

- ▷ *Gemüse* und *Getreideprodukte,* die roh nicht verzehrt werden können, bereitet man so *schonend* wie möglich zu, um den Vitalstoffanteil weitgehend zu erhalten; die dabei unvermeidlichen Verluste werden durch die Rohkost wieder ausgeglichen. Getreideprodukte müssen stets aus vollem Korn bestehen, also Vollkorn- und Knäckebrot, andere Back- und Teigwaren aus vollem Korn, Vollkornhaferflocken mit Keim und Vollreis.
- ▷ *Nicht erlaubt sind alle denaturierten Kohlenhydrate* ohne nennenswerten Vitalstoffgehalt, also Zucker, andere Süßigkeiten, Back- und Teigwaren aus weißem Mehl und ähnliche Getreideprodukte, die nur unnötige Kalorien zuführen und den Stoffwechsel belasten. Lediglich Milchzucker, der nur wenig süßt, darf maßvoll verwendet werden, weil er die nützliche Darmkeimbesiedlung fördert, außerdem ist zum Süßen noch etwas Honig erlaubt. Chemische Zuckerersatzstoffe vermeidet man strikt. Die Krebsdiät darf grundsätzlich keine chemischen Stoffe enthalten.

Auch das *Eiweiß* spielt in der vollwertigen Krebsdiät eine wichtige Rolle, weil es dem Aufbau körpereigener Substanz dient und auch an der Körperabwehr beteiligt ist. Allerdings darf es nicht im Übermaß und/oder vorwiegend in tierischer Form zugeführt werden, denn die in den westlichen Industrienationen übliche Überfütterung vor allem durch tierisches Eiweiß gilt als wichtiger Krankheitsfaktor. Die tägliche Eiweißzufuhr sollte 0,7 bis 0,8 g je kg Körpergewicht nicht übersteigen.

★

Unter den pflanzlichen Eiweißträgern steht die *Sojabohne* an erster Stelle, da sie praktisch alle Aminosäuren enthält, aus denen der Körper sein eigenes Eiweiß aufbauen kann. Darüber hinaus ist sie auch noch reich an hoch ungesättigten Fettsäuren, dem Leberschutzstoff Cholin und Lezithin, das in der Krebstherapie eine noch nicht ausreichend geklärte Rolle spielt. Am besten verwendet man Sojakeime, die zu Hause im Keimapparat gezogen werden können. Im Reformhaus gibt es außerdem verschiedene fertige Sojaprodukte, die als Alternativen zu Fleisch und Wurst zu empfehlen sind.

★

Noch wichtiger für die Krebsdiät sind *gesäuerte Milchprodukte,* wie Buttermilch, Dickmilch, Sauermilch und Joghurt, deren Milchsäure als natürliches Krebsheilmittel gilt. Man muß allerdings auf den Gehalt an *rechtsdrehender Milchsäure* (vgl. S. 134) achten und kauft am besten nur biologisch hochwertige Produkte aus dem Reformhaus. Sie führen dem Körper ausreichend Eiweiß zu, normalisieren die Darmflora und regen die Darmbakterien zur vermehrten Produktion von Vitamin $B_2$ an, das für die Sauerstoffverwertung im Zellstoffwechsel von großer Bedeutung ist.

★

*Fleischprodukte* sind in der Krebsdiät zur Eiweißversorgung nicht notwendig. Wer nicht ganz darauf verzichten will, schränkt den Verzehr auf höchstens dreimal wöchentlich ein und vermeidet alle Produkte aus Schweinefleisch, andere fette Fleisch- und Wurstwaren, gepökelte und geräucherte Nahrungsmittel. Zu bevorzugen sind magere Fleisch-, Fisch- und Geflügelsorten aus naturgemäßer Tierhaltung, die weniger schädliche Rückstände enthalten.

★

Ergänzend kann man zur *Eiweißversorgung* noch magere Käse und wöchentlich ein bis zwei weiche Eier verzehren. Auch bei diesen Nahrungsmitteln muß darauf geachtet werden, daß sie keine Zusätze und Rückstände enthalten, zum Beispiel Farbstoffe im Käse oder Arzneimittelrückstände in Eiern aus der Legebatterie.

★

Die Versorgung mit *Fetten* verdient deshalb besondere Beachtung, weil ihre übermäßige Zufuhr bestehende Krebsgeschwülste verschlimmern kann. In der Krebsdiät reduziert man den üblichen hohen Fettanteil der Zivilisationskost radikal auf etwa 50 g täglich. Davon können 30 bis 40 g als Koch- und Streichfett verwendet werden; der Rest ist bereits in den Nahrungsmitteln enthalten. Durch Auswahl fettarmer Nahrungsmittel, die mit wenig Fett oder fettfrei zubereitet werden, und durch verringerten Fettaufstrich auf das Brot erreicht man das leicht.

★

Auf *tierische Fette* mit hohem Anteil an gesättigten Fettsäuren verzichtet man weitgehend. Hauptsächlich verwendet man hochwertige Pflanzenfette und -öle aus dem Reformhaus mit hohem Anteil an mehrfach ungesättigten Fettsäuren. Zwar wirken diese Fettsäuren nicht direkt auf die Krebsursachen, können aber allgemein die Zellatmung verbessern, die Abwehr anregen und dem Körper Enzyme zuführen. Außerdem wurde beobachtet, daß sie die Schäden durch Bestrahlungen verringern. Geeignet sind jedoch nur kaltgepreßte, ungehärtete Fette und Öle. Man verwendet sie vorwiegend als Streichfett und zur Rohkost, denn beim Erhitzen büßen sie viel an Wert ein.

Zusätzlich ist als *Streichfett* mäßig Butter erlaubt, die aber nicht mehr als ein Viertel der täglichen Fettzufuhr ausmachen darf.

Die vollwertige Krebsdiät versorgt den Körper ausreichend mit allen zum Kampf gegen den Krebs notwendigen Vital- und Ballaststoffen, die hauptsächlich in der Rohkost reichlich enthalten sind.

**Einige sind wegen ihrer speziellen krebsfeindlichen Wirkung besonders wichtig, und zwar:**

▷ *Ballaststoffe,* die unverdaulichen Bestandteile vor allem der pflanzlichen Lebensmittel, die im Darm unter Wasserbindung aufquellen und für regelmäßige Darmentleerung, Normalisierung der Darmflora und Bindung krebserzeugender Gift- und Schlackenstoffe sorgen;

▷ *Vitamin A* mit haut- und schleimhautschützender Wirkung, das vor allem beim Bronchialkrebs eine wichtige Rolle spielt;

▷ *Vitamine der B-Gruppe,* vor allem das Vitamin $B_2$, die gestörte Stoffwechselfunktionen normalisieren und mit für die Sauerstoffverwertung zuständig sind; sie werden zum Teil von der Darmflora gebildet, Mangelzustände können deshalb auch durch Störung der Darmkeimbesiedlung entstehen;

▷ *Vitamin C,* das abwehrsteigernd und zellstoffwechselfördernd wirkt und im Magen der Bildung krebserzeugender Nitrosamine entgegenwirkt;

▷ *Vitamin E* zur Stabilisierung des Vitamins A und – zusammen mit Vitamin C – wichtig zur Bekämpfung zellschädigender »Radikale« (Bruchstücke von Molekülen mit krebserzeugender Wirkung); außerdem nützlich für den Stoffwechsel und die Sauerstoffverwertung in den Zellen;

▷ *Kalium,* ein Mineralstoff, der an verschiedenen Enzymprozessen beteiligt ist und das Säure-Basen-Gleichgewicht im Körper stabilisiert;

▷ *Magnesium,* einer der wichtigsten Mineralstoffe überhaupt, der die Sauerstoffverwertung in den Zellen verbessert und die Funktionen des vegetativen Nervensystems harmonisiert;

▷ *Selen,* ein Spurenelement, das nach neuesten Erkenntnissen von größter Bedeutung bei Krebs zu sein scheint (die meisten Krebskranken leiden unter Selenmangel); der Vitalstoff wurde lange Zeit als Gift verstanden, aber das hängt von der Dosis ab; die Zufuhr mit der üblichen Ernährung genügt oft nicht, um den Bedarf zu decken; besonders interessant ist Selen auch, weil es die schädlichen Folgen von Kadmium, Quecksilber und einigen anderen Umweltgiften für den Körper verhindert.

Diese und alle anderen, zwar nicht so speziell krebsfeindlichen, aber für die Normalisierung der gestörten Körperfunktionen ebenfalls unentbehrlichen *Vitalstoffe* sind in der richtig zusammengestellten Vollwert-Krebsdiät ausreichend enthalten. Einige davon können auch als Arzneimittel in hoher Dosierung zur ergänzenden Krebstherapie verabreicht werden (vgl. S. 136).

Um die Zusammenstellung der Krebsdiät zu erleichtern, finden Sie am Ende dieses Kapitels (vgl. S. 108) eine Tabelle, in der die wichtigsten Nahrungsmittel mit *erlaubt* und *verboten* bewertet werden.

## *Richtige Zubereitung*

Die vollwertige Zusammenstellung der Krebsdiät gewährleistet noch keine vollwertige Krebsdiät, denn durch falsche Zubereitung kann ihr Wert wieder weitgehend zunichte gemacht werden. Manche Zubereitungsformen führen dem Körper sogar Karzinogene zu und eignen sich deshalb überhaupt nicht.

★

Am einfachsten gelingt die *Zubereitung der Rohkost.* Dabei muß man vor allem beachten, daß die Lebensmittel stets so frisch wie möglich (am besten täglich einkaufen) und erst unmittelbar vor dem Verzehr verarbeitet werden sollen, denn bei der Lagerung und bei längerem Stehen büßen sie schon an Wert ein. Die Reinigung der rohen Lebensmittel muß gründlich, aber schonend mit reichlich kaltem Wasser erfolgen; dazu sollen die Lebensmittel nicht geschält und möglichst auch nicht zerkleinert werden. Wenn Schälen überhaupt erforderlich ist, erfolgt es erst unmittelbar vor dem Anrichten der Mahlzeiten; dabei schält man so dünn wie möglich, denn unter der Schale befinden sich oft besonders viele Vitalstoffe. Sinnvoll kann das Schälen insbesondere dann sein, wenn nicht sichergestellt ist, daß sich auf den Schalen keine Umweltschadstoffe mehr befinden.

★

Alle Nahrungsmittel, die man roh nicht verzehren kann, müssen durch *schonende Erhitzung* zubereitet werden. Dazu verwendet man kein oder nur sehr wenig Fett. Am besten eignen sich kurzes Kochen mit wenig Wasser, Dünsten im Dampfkochtopf oder Garen im Ton-(Römer-)topf, bedingt auch Grillen auf dem Elektrogrill. Bei der Zubereitung mit Wasser bleibt der Topfdeckel grundsätzlich immer geschlossen, denn mit dem Dampf entweichen sonst Vitalstoffe. Außerdem verwendet man zumindest einen Teil des Kochwassers später zu Suppen, Soßen oder als Getränk, um die übergetretenen Vitalstoffe zu nutzen.

Auch moderne *Back-* und *Bratfolien* aus Kunststoff oder Aluminium erlauben eine schonende und fettfreie Zubereitung. Sie sind allerdings umstritten, weil dabei möglicherweise krebsbegünstigende Stoffe in die Speisen übergehen. Sicher nachgewiesen wurde das zwar noch nicht, vorsichtshalber sollte man diese Zubereitungsformen aber nur selten oder überhaupt nicht einsetzen. Sinngemäß gilt das auch für beschichtete Pfannen, insbesondere wenn die Beschichtung schon beschädigt ist.

★

*Ungeeignete Zubereitungsformen* sind Braten und Grillen über offenem Feuer, weil dabei krebserzeugende Stoffe entstehen, und das Fritieren im schwimmenden Fett.

## *Einnahme kleiner Mahlzeiten*

Auch die vollwertige, schonend zubereitete Diät nützt dem Krebskranken wenig, wenn er sie nicht verwerten kann und sein ohnehin gestörter Stoffwechsel dadurch zusätzlich übermäßig belastet wird. Die praktische Erfahrung lehrt, daß die üblichen drei großen Hauptmahlzeiten von den meisten Krebspatienten nicht ausreichend verdaut werden können und häufig zu Blähungen, Durchfall, Fäulnis- und Gärungsprozessen im Darm führen. Dabei entstehen Giftstoffe, welche die Darmschleimhaut reizen, die Darmflora stören, beim Übertritt in den Körper die Leber überfordern und die Krebsheilung behindern.

★

Solche Reaktionen vermeidet man, indem man die täglich benötigte Nahrung auf *mindestens fünf kleinere Portionen* verteilt. Wenn dann immer noch Beschwerden auftreten, können noch mehr kleinere Portionen notwendig werden. Manchmal empfiehlt es sich sogar, in Abständen von 20 bis 30 Minuten 15 bis 30 kleinste Portionen über den Tag verteilt zu verabreichen. Dabei erhält der Körper immer nur so viel Nahrung, wie er auch bei schwer gestörten Verdauungsfunktionen bestimmt vertragen und verwerten kann. Diese Ernährungsform wurde in den dreißiger Jahren von dem österreichischen Arzt Dr. Salzborn begründet, der damit selbst in aussichtslosen Fällen noch erstaunliche Erfolge erzielte. Nach etwa einem Monat, wenn sich der Allgemeinzustand des Patienten gebessert hat, kann man allmählich etwas größere Mahlzeiten in längeren Abständen geben, bis man schließlich bei fünf Mahlzeiten täglich ankommt. Wird diese Ernährungsweise zu früh unterbrochen, kommt es oft zu Rückfällen, und man muß nochmals ganz von vorne anfangen.

Für die Verdaulichkeit der Diät ist auch das *gründliche Kauen* sehr wichtig, denn der Speichel leitet die Verdauung schon im Mund ein. Jeder Bissen sollte so lange gekaut und mit Speichel vermischt werden, bis er sich halb verflüssigt hat, erst dann wird er geschluckt.

★

Verschiedene *Gewürze* können die Produktion der Verdauungssäfte anregen und dadurch die Verwertung der Diät verbessern. Dazu gehören praktisch alle einheimischen Küchenkräuter, aber nicht das gewöhnliche Kochsalz, mit dem sehr sparsam umgegangen werden muß, und auch keine exotischen scharfen Würzsoßen. Besonders wichtig scheint der *Knoblauch* zu sein, der nicht nur die Verdauung verbessert, sondern vermutlich auch krebsfeindlich wirkt und vor Benzpyrenen schützen kann.

## Sonderformen der Krebsdiät

Im Lauf der Zeit wurden von verschiedenen Therapeuten noch einige andere Formen der Krebsdiät entwickelt, die im Vergleich zur hier vorgestellten Vollwertdiät im allgemeinen aber keine Vorteile bieten. Sie sollten deshalb nur nach ausdrücklicher Verordnung des Therapeuten befolgt werden, der auch über die Durchführung informiert. Zum Teil handelt es sich dabei um nicht vollwertige Kostformen, die dann durch Zusatzstoffe (vor allem Vitamine und Mineralsalze) ergänzt werden müssen.

★

Einen besonders interessanten Therapieansatz verdanken wir dem österreichischen Therapeuten RUDOLF BREUSS. Er geht davon aus, daß der Körper die Krebsgeschwulst gewissermaßen »aufzehren« kann, und verordnet deshalb eine 42tägige Fastenkur mit bestimmten naturreinen Säften (vor allem Rote-Bete-Saft). Damit verstößt er zwar gegen alle Regeln der Medizin, nach der bei Krebs nicht gefastet werden darf, erzielt aber trotzdem überraschende Erfolge selbst in scheinbar hoffnungslosen Fällen, die teils durch klinische Befunde vor und nach der Kur objektiv nachgewiesen wurden. Die Schulmedizin lehnt die *Breusskur* strikt ab und rückt sie in die Nähe der Scharlatanerie, aber diese Vorbehalte sind unberechtigt; selbst ein international bekannter Krebsforscher wie DR. DR. SEEGER kam nach gründlichen Untersuchungen zu der Überzeugung, daß BREUSS einen erfolgversprechenden Weg zur Diätbehandlung bei Krebs gefunden hat.

Sicher wird man die extreme Breuss-Saftfastenkur nicht allgemein zur Krebsdiät einsetzen müssen, aber besonders in fortgeschrittenen Fällen kann sie die letzte Chance darstellen. Unter keinen Umständen darf man diese Kur in eigener Verantwortung durchführen, sie bleibt stets der Verordnung durch den Fachmann vorbehalten, der den Verlauf überwacht. Inzwischen gibt es auch schon einige Sanatorien, die nach der *Breussschen Methode* behandeln; wegen der ständigen Betreuung durch Fachpersonal sind solche Kuren der ambulanten Behandlung vorzuziehen.

## *Erlaubte und verbotene Nahrungsmittel (Tabelle)*

Die Krebsdiät bleibt zwar der fachmännischen Verordnung vorbehalten, für ihre Einhaltung aber ist der Patient selbst zuständig, sobald er aus der Klinik entlassen wurde. Um die Diät zu erleichtern, listen wir in der folgenden Tabelle die wichtigsten Nahrungsmittel auf und geben an, ob sie in der Krebsdiät erlaubt oder zu meiden sind. Wenn ein Nahrungsmittel hier nicht genannt wird, sucht man in der Tabelle das ähnlichste, dessen Bewertung oft sinngemäß gilt. Im Zweifelsfall befragt man den Therapeuten, ehe man einen vielleicht schwerwiegenden Diätfehler begeht.

| **Pflanzliche Nahrungsmittel** | |
|---|---|
| **OBST** | |
| **erlaubt** | **verboten** |
| ● Äpfel<br>● Aprikosen<br>● Bananen<br>● Birnen<br>● Brombeeren<br>● Erdbeeren<br>● Heidelbeeren<br>● Himbeeren<br>● Johannisbeeren<br>● Kiwis<br>● Mangofrüchte<br>● Melonen<br>● Orangen<br>● Pfirsiche<br>● Pflaumen<br>● Sauerkirschen<br>● Stachelbeeren<br>● Zitronen | ● Trockenfrüchte aller Art, wie Datteln, Feigen, Rosinen und Sultaninen, da sie zu viel Zucker enthalten und zum Teil stark geschwefelt sind<br>● Süßkirschen wegen ihres zu hohen Zuckergehalts<br>● Kompotte und Marmeladen, da hier die Früchte unnötig denaturiert werden und oftmals auch zu viel Zucker enthalten<br>● Zitrusfrüchte, deren Schalen mit Diphenyl behandelt wurden<br>● alle Obstkonserven |

## GEMÜSE

| erlaubt | verboten |
|---|---|
| • alle Blatt-, Wurzelgemüse und Gemüsefrüchte und Salate aus biologischem Anbau<br>• besonders wichtig sind Rote Bete, Kohlgemüse und Sauerkraut<br>• Kartoffeln<br><br>**bedingt erlaubt**<br>• Tiefkühlgemüse | • Salate, Gemüse und Gemüsefrüchte, die nicht aus biologischem Anbau stammen<br>• unnötig durch Einlegen in Essig denaturierte, stark gesalzene und gewürzte Gemüsearten<br>• Konserven und Fertiggerichte |

## NÜSSE UND SAMEN

| erlaubt | verboten |
|---|---|
| • alle Nüsse, sofern sie nicht gesalzen und/oder geräuchert sind (Vorsicht vor Schimmelbildung)<br>• Kürbiskerne<br>• Sesamsamen<br>• Sonnenblumenkerne<br>• Soja- und andere Getreidekeime | • alle gesalzenen, geräucherten und gerösteten Nüsse und Samen<br>• Nüsse mit schimmeligen Stellen (besonders oft Paranüsse) |

## GETREIDEPRODUKTE

| erlaubt | verboten |
|---|---|
| • Knäckebrot und andere Vollkornbrotsorten<br>• Haferflocken aus vollem Korn mit Keim<br>• Vollkornzwieback ohne Zucker<br>• Teigwaren aus vollem Korn<br>• Vollreis oder parboiled Reis<br>• Weizenkeime<br>• Weizenkleie und Leinsamen als<br>• Diätmittel mit hohem Ballaststoffanteil | • alle Brotsorten und anderen Back- und Teigwaren aus Weißmehl<br>• Grieß<br>• Stärkemehl<br>• Reis, poliert<br>• Cornflakes und ähnliche denaturierte, oft gezuckerte Getreideprodukte<br>• Puddingpulver |

## ZUCKER UND ANDERE SÜSSIGKEITEN

| erlaubt | verboten |
|---|---|
| • Milchzucker<br>• mäßig Fruchtzucker und Honig | • weißer und brauner Zucker, Traubenzucker, Melasse und Rübensirup |

**bedingt erlaubt**

- Gebäck und Kuchen aus vollem Korn ohne Zucker, Creme, Sahne und ähnliche »leere« Kalorien

- Ahornzucker und -sirup
- Schokolade, Kakao, Pralinen
- Bonbons
- alle anderen Süßigkeiten
- chemische Zuckerersatzstoffe

### FETTE UND ÖLE

**erlaubt**

- kaltgepreßte Pflanzenöle aus Färberdistel, Getreidekeimen, Leinsamen, Sonnenblumen
- pflanzliche ungehärtete Streichfette ohne Kochsalz
- künstliche Vitamine und andere Zusätze

**bedingt erlaubt**

- Butter ist bedingt sehr mäßig (nicht mehr als 10 g täglich) erlaubt, sofern der Therapeut nichts anderes verordnet

**verboten**

- raffinierte Öle und gehärtete Streichfette
- Olivenöl
- gehärtete Back- und Fritierfette
- stark erhitzte Fette und Öle, wie sie beim Backen und Fritieren entstehen
- Mayonnaise
- Remouladensoße

## Milchprodukte

### MILCHERZEUGNISSE

**erlaubt**

- Buttermilch
- Bioghurt, Sanoghurt
- Kefir
- Sauermilch
- mäßig Vollmilch (frische Vorzugsmilch)
- Molke (nach Tschernobyl auf geringe Radioaktivität achten)

**verboten**

- Kondensmilch
- Joghurt mit zu wenig rechtsdrehender Milchsäure
- H-Milch in jeder Form
- Sauerrahm, Creme fraîche
- Schlagsahne
- Milch- und Sahneeis

### KÄSE

**erlaubt**

- Speisequark bis 20 % Fett
- Frischkäse bis 20 % Fett
- Weich- und Hartkäse bis 45 % Fett
- Camembert und andere Edelschimmelkäse bis zu 45 % Fett

**verboten**

- Sahnequark mit 40 % Fett
- Doppelrahmkäse
- Weich-und Hartkäse über 45 % Fett
- Camembert und andere Edelschimmelkäse über 45 % Fett
- Schmelzkäse wegen des Gehalts an Schmelzsalz
- geräucherter Käse

### EIER

| erlaubt | verboten |
|---|---|
| • frische weiche Eier aus naturgemäßer Freilandhaltung<br>• rohes Eigelb<br>• Eiweiß, in Speisen verarbeitet (nie mehr als 2 weiche Eier oder rohe Eigelb pro Woche) | • Eier aus der Legebatterie<br>• harte Eier<br>• Rührei, Spiegelei und andere Zubereitungen mit Fett<br>• Ieromelette<br>• rohes Eiweiß<br>• eingelegte Eier |

## Fleisch- und Fischerzeugnisse

### FLEISCH

| erlaubt | verboten |
|---|---|
| • mageres Rind- und Lammfleisch, gekocht, gedünstet oder gegrillt, aus naturgemäßer Tierhaltung (nicht häufiger als dreimal pro Woche) | • alle anderen Fleischsorten, insbesondere Kalb-, Schweinefleisch, Pökel- und Räucherwaren, über offenem Feuer gegrilltes Fleisch<br>• alle Innereien<br>• Fleischkonserven |

### GEFLÜGEL

| erlaubt | verboten |
|---|---|
| • magere Hähnchen und Hühner aus Freilandhaltung, gekocht, gedünstet oder gegrillt<br>• Puten, wie Hähnchen zubereitet | • Geflügel aus unnatürlicher Käfighaltung<br>• Ente, Gans<br>• Geflügelinnereien<br>• geräuchertes Geflügel |

### WILD*

| erlaubt | verboten |
|---|---|
| • Fasan<br>• Hase<br>• Kaninchen<br>• Rebhuhn<br>• Reh<br>alle gekocht, gegrillt oder gedünstet) | • Wildschwein<br>• Wildinnereien<br>• geräuchertes Wildbret |

* Vorsicht – nach Tschernobyl wurden in Wildbret zum Teil sehr hohe Radioaktivitätswerte festgestellt!

| FISCH | |
|---|---|
| **erlaubt** | **verboten** |
| • alle mageren Fischsorten, wie Felchen, Forelle blau, Heilbutt, Hering, Kabeljau, Schellfisch, Scholle, Seelachs | • alle fetten, gebackenen, gebratenen oder fritierten Fischsorten, Pökel- und Räucherfisch, wie Aal, Bückling, Lachs, Stockfisch<br>• alle in Öl eingelegten Fischsorten, wie Ölsardinen, Thunfisch, Fisch in Aspik, Fischkonserven<br>• Meeresfrüchte, wie Austern, Krabben, Krebse, Muscheln |

| WURST UND SCHINKEN | |
|---|---|
| **erlaubt** | **verboten** |
| • Diät- (Geflügel-)wurst ohne Zusätze, mit wenig Fett und Salz (aber nur sehr mäßig verzehren – besser verzichtet man darauf) | • alle anderen Wurstwaren, vor allem geräucherte und fette Wurstsorten<br>• Schinken, roh und gekocht<br>• Corned beef<br>• Wurstkonserven |

| GEWÜRZE | |
|---|---|
| **erlaubt** | **verboten** |
| • Meersalz, Kräutersalz<br>• Salzersatzstoffe bei Kochsalzverbot<br>• frische und getrocknete einheimische Gewürzkräuter, wie Brunnenkresse, Knoblauch, frischer Meerrettich, Petersilie, Rettich, Schnittlauch, Zitronensaft, Zwiebeln<br>• Diätsenf<br>• Kräuter-, Obst- und Weinessig<br>• Hefeextrakt und -flocken<br>• Tomatenmark<br>• exotische, nicht zu scharfe Gewürze wie Curry, Ingwer, Kurkuma<br>• Paprikapulver, edelsüß | • reines Kochsalz<br>• Meersalz bei Überfunktion der Schilddrüsen<br>• Salz in jeder Form bei Kochsalzverbot<br>• Meerrettich aus der Tube mit Konservierungsstoffen, Sahne und Schwefel<br>• exotische scharfe Gewürze und Würzsoßen<br>• Essigessenz<br>• Zitronenschalen, die mit Diphenyl behandelt wurden |

## Getränke

### SÄFTE UND LIMONADEN

| erlaubt | verboten |
| --- | --- |
| • naturbelassene Obst- und Gemüsesäfte ohne Salz-, Zucker- und chemische Zusätze<br>• besonders eignen sich Rote Bete- und Sauerkrautsaft (enthalten krebsfeindliche Wirkstoffe) | • alle Säfte mit Zucker-, Salz- und chemischen Zusätzen<br>• Limonaden mit Zucker<br>• Fruchtnektar<br>• Colaprodukte<br>• Tonicwässer |

### MINERALWASSER

| erlaubt | verboten |
| --- | --- |
| • Mineralwasser mit geringem Kochsalz-, Kohlensäure-, Nitratgehalt<br>• nicht gechlortes Leitungswasser guter Qualität | • Mineralwasser mit zu hohem Kochsalz-, Kohlensäure-, Nitratgehalt<br>• gechlortes Leitungswasser |

### KAFFEE UND TEE

| erlaubt | verboten |
| --- | --- |
| • verschiedene Kräutertees, wie Hagebutten, Kamillen, Lindenblüten, Pfefferminze, Rosmarin<br>• nicht zu starker Schwarztee (alle Tees ohne Zucker, allenfalls mit etwas Honig gesüßt)<br>• koffein- und röststoffarmer, nicht zu starker Bohnenkaffee mit Milch, ungezuckert (nur sehr mäßig nach fachmännischer Erlaubnis) | • zu starker Schwarztee oder röststoff- und koffeinreicher Bohnenkaffee ohne Milch |

### ALKOHOLIKA

- grundsätzlich sollte auf Alkohol in jeder Form verzichtet werden; erst nach deutlicher Besserung darf mit Erlaubnis des Therapeuten gelegentlich einmal sehr mäßig Alkohol getrunken werden

| erlaubt | verboten |
| --- | --- |
| • trockener Wein, vor allem Rotwein<br>• trockener Sekt<br>• Diätbier | • hochprozentige Alkoholika<br>• Liköre<br>• Wein und Sekt mit hohem Zucker- und/oder Schwefelgehalt<br>• normales Bier |

Diese Tabelle veranschaulicht nochmals, daß man bei der Krebsdiät hauptsächlich auf gesundheitsschädliche Nahrungsmittel verzichten muß, die auch Gesunde meiden sollten. Es sind so viele Lebensmittel erlaubt, daß man sich auch lange Zeit abwechslungsreich und wohlschmeckend ernähren kann, sobald man nur erst einmal die gesundheitsschädlichen Gewohnheiten überwunden hat.

## Körperliche Bewegung je nach Leistungsfähigkeit

»Ich bin doch viel zu krank, um Sport zu treiben, ich brauche vor allem Schonung, damit ich wieder zu Kräften komme«, entgegnen viele Krebskranke erstaunt, wenn man ihnen ein Bewegungsprogramm verordnen will. Aber diese Einstellung, die leider auch von der Schulmedizin oft noch gefördert wird, muß nach den Ergebnissen verschiedener wissenschaftlicher Untersuchungen als überholt betrachtet werden. Der Krebskranke braucht ausreichend und regelmäßig körperliche Bewegung an der frischen Luft, die individuell seinem Leistungsvermögen angepaßt wird, um wieder völlig gesund zu werden.

Das folgende Beispiel veranschaulicht die Bedeutung der ergänzenden Bewegungstherapie:

◆ *Der Patient, selbst Arzt, litt an Dickdarmkrebs mit Lebermetastasen. Auf eigenen Wunsch hatte man ihn als unheilbar aus der Klinik entlassen. Stark geschwächt und von Schmerzen geplagt, schleppte er sich in die Praxis. Heilung erwartete er nicht mehr, dazu war er zu stark im schulmedizinischen Denken befangen; er hoffte nur auf Verlängerung seines Lebens, weil er noch eine wichtige Arbeit abschließen wollte.*
*Diät, Mistel- und Enzyminjektionen besserten sein Allgemeinbefinden innerhalb einiger Wochen wenigstens so weit, daß er wieder jeden Tag einige Stunden arbeiten konnte. Aber der therapeutische Durchbruch gelang auch noch nicht, als Thymus und Homöopathie zusätzlich eingesetzt wurden. Da sich die Schwäche inzwischen weit genug gebessert hatte, um an leichte körperliche Belastung zu denken, wurde dem Patienten ein entsprechendes Joggingprogramm vorgeschlagen.*
*Zunächst lehnte er ab mit der Bemerkung, daß er seine knappe Zeit nicht dadurch verschwenden wolle, ließ sich dann aber doch davon überzeugen. Anfangs fiel es ihm sehr schwer, das Trainingsprogramm regelmäßig einzuhalten, denn er hatte seit Jahrzehnten nicht mehr trainiert. Aber bald spürte er die positive Wirkung,*

*insbesondere verschwand die Erschöpfung. Die Erfahrung, daß er sich trotz seiner Krankheit körperlich mehr als in gesunden Zeiten zumuten konnte, wirkte sich auch günstig auf sein Seelenleben aus. Bald sprach er nicht mehr von seiner knappen restlichen Lebenszeit, sondern plante zuversichtlich seine Zukunft.*
*Geheilt ist der Patient noch nicht, aber das Tumorwachstum kam zum Stillstand. Zum Teil bildeten sich die Geschwülste deutlich zurück, und Beschwerden treten kaum noch auf. Die Behandlung wird mit strenger Diät, Enzymen und homöopathischen Mitteln fortgesetzt. Die Aussichten, daß der vor sechs Monaten unheilbar Kranke mit einer Lebenserwartung von einigen Wochen noch jahrelang weitgehend beschwerdefrei ein erfülltes Leben wird führen können, vielleicht sogar ganz geheilt werden kann, stehen nicht schlecht.*

**Von der Bewegungstherapie darf man einige für die Krebsheilung wichtige Wirkungen erwarten, und zwar:**

- ▷ Anregung des Kreislaufs, die zur besseren Durchblutung und Sauerstoffversorgung führt;
- ▷ vertiefte Atmung bei der körperlichen Anstrengung, so daß sich die Sauerstoffaufnahme erhöht;
- ▷ Aktivierung des Stoffwechsels mit besserer Sauerstoffverwertung, die zusammen mit der vermehrten Sauerstoffzufuhr dem Gärungsstoffwechsel der Krebszellen entgegenwirkt;
- ▷ Steigerung der körpereigenen Abwehrkräfte.

Zusätzlich werden noch weitere wichtige Wirkungen der Bewegungstherapie bei Krebs diskutiert. An der Klinischen Fakultät Mannheim der Universität Heidelberg beobachtete man zum Beispiel, daß die körperliche Beanspruchung zu bioelektrischen Veränderungen führt, die Einfluß auf die Zellteilung nehmen, also auch bei Krebs von Bedeutung sind, kann dieses Phänomen aber noch nicht zufriedenstellend beurteilen. Jedenfalls steht fest, daß Krebskranke keine übermäßige körperliche Schonung brauchen, sondern so früh wie möglich entsprechend ihrer Leistungsfähigkeit mit Gymnastik und Sport beginnen sollten.

★

Als Heilmittel wird das *Bewegungsprogramm* individuell gemeinsam mit dem Fachmann ausgearbeitet. Dabei kommt es wie bei der Krebsvorsorge darauf an, die *körperliche Ausdauer* zu verbessern.

Das schließt ein Krafttraining aus. Entscheidend ist regelmäßiges Üben ohne Überforderung zur allmählichen Steigerung der körperlichen Leistungsfähigkeit. Gleichzeitig gewinnt man dadurch auch wieder mehr Selbstvertrauen und überwindet die negative Vorstellung, von nun an wegen der Krebskrankheit nur noch ein »halber Mensch« zu sein. Das trägt ebenfalls mit zur Heilung bei.

★

Das *Basisprogramm* besteht wie bei der Krebsvorsorge aus *täglicher Gymnastik.* Je nach Leistungsfähigkeit soll sie ein- bis zweimal täglich je fünf bis zehn Minuten lang unter offenem Fenster oder im Freien durchgeführt werden. Entsprechend dem Trainingsfortschritt wird das Programm allmählich gesteigert, bis man mühelos zweimal täglich mindestens je zehn Minuten Gymnastik schafft.
Am besten kombiniert man sie mit *Atemgymnastik* zur besseren Sauerstoffversorgung. Die Atemübungen werden unter fachmännischer Anleitung erlernt.

★

Wann der Krebskranke darüber hinaus mit *Ausdauersport* beginnen kann, entscheidet je nach Einzelfall der Fachmann. Ein Mindestmaß an Sport sollte so früh wie möglich absolviert werden. Allmählich dehnt man es – abhängig von der verbesserten körperlichen Belastbarkeit – auf mindestens dreimal wöchentlich je 30 Minuten aus. Jede Überforderung ist zu vermeiden. Entscheidend für die Wirkung bleibt das regelmäßige Training.

★

Von den verschiedenen Formen des Ausdauersports wurde bei Krebs vor allem *Jogging* genauer untersucht. Der leichte Dauerlauf eignet sich offensichtlich besonders gut (wenn auch nicht allein) zur Krebstherapie; man kann damit der Krankheit förmlich »davonlaufen«.
Wenn der Therapeut nichts anderes verordnet, sollte wöchentlich drei- bis viermal gejoggt werden. Anfangs schafft man nur kurze Strecken. Allmählich steigert man das Training auf mindestens 30 Minuten, die der Geübte problemlos durchlaufen kann. Manche Krebspatienten finden daran so viel Spaß, daß sie das Laufpensum weiter steigern, vielleicht sogar an Volksmarathonläufen teilnehmen. Das hat dann aber nichts mehr mit Krebsbehandlung zu tun, sondern ist zur Freizeitbeschäftigung geworden, die man nicht uneingeschränkt befürworten kann. Nicht jeder schafft solche langen Strecken ohne Risiko; gelegentlich wird übertriebenes Joggen ohne Rücksicht auf die Gesundheit sogar zu einer Art Sucht. So weit darf man es natürlich nicht kommen lassen, sondern muß bei den ersten Anzeichen einer Übertreibung sofort bremsen oder gleich mit dem Therapeuten über das weitere Training sprechen.

Joggen erfolgt in mäßigem Tempo, bei dem man nicht außer Atem kommt, sondern sich noch unterhalten könnte. Der Puls soll sich durch die Anstrengung auf etwa 120 bis 130 Schläge pro Minute erhöhen. Zur Vermeidung von Überanstrengungen bespricht man das aber mit dem Therapeuten. Besonders wichtig sind *gute Laufschuhe,* die man nach Beratung im Fachgeschäft kauft, und die richtige Lauftechnik, die man unter Anleitung eines erfahrenen Trainers im Sportverein oder bei privaten Lauftreffs (zum Beispiel Selbsthilfegruppen) erlernt, weil es sonst zur Schädigung der Gelenke an den Füßen, Knien und Hüften und sogar an der Wirbelsäule kommen kann. Außerdem sollte man mit dem Trainer die verschiedenen Möglichkeiten des Dauerlaufs besprechen, denn es gibt einige Sonderübungen, die man zwischendurch zur Verbesserung der Trainingswirkung in den gewöhnlichen Dauerlauf einschieben kann. Der Trainer wird auch darüber beraten, wie rasch man die Laufleistung steigern darf. Die einfachste Regel dazu lautet, daß man in der ersten Trainingswoche eine Minute läuft, in der zweiten Woche zwei Minuten und so fort, jede Woche eine Minute länger, bis man nach 30 Wochen eine halbe Stunde ohne Pause durchlaufen kann. An dieses einfache Schema muß man sich aber nicht unbedingt halten.

Davon abgesehen bietet das Lauftraining in der Gruppe auch noch den Vorteil zwischenmenschlicher Kontakte, die für Krebskranke besonders wichtig sind.

★

Wenn hier so ausführlich über Jogging berichtet wurde, bedeutet das natürlich nicht, daß sich nur der Dauerlauf für Krebskranke eignet. Seine positiven Wirkungen wurden bisher nur am gründlichsten erforscht. Im Prinzip eignen sich auch andere Sportarten, mit denen man die Ausdauer erhöhen kann, insbesondere *Radfahren* und *Schwimmen.* Auch diese Trainingsarten sollten nach einiger Übung mindestens dreimal wöchentlich betrieben werden, damit man eine ausreichende Wirkung erzielt.

★

Unabhängig vom Sport sollten Krebskranke im Alltag jede Gelegenheit zur körperlichen Aktivität nutzen. Dazu gehören vor allem noch *Spaziergänge,* die bei stärker geschwächten und alten Krebspatienten zu Beginn der Behandlung auch allein zum Training der Ausdauer genügen können, *Wanderungen, Radtouren, Spiele im Freien* – kurzum alles, was nicht nur körperlich trainiert, sondern auch Spaß macht. Dadurch wird die Krebstherapie ebenfalls unterstützt.

**Zusammenfassung**

❶ Vollwertige Krebsdiät und ausreichend Bewegung an der frischen Luft bilden die Grundlagen der biomedizinischen Krebstherapie. Beide werden nach Verordnung des Fachmanns durchgeführt. Für die Einhaltung der Anweisungen ist der Patient aber selbst verantwortlich.

❷ Die Krebsdiät besteht hauptsächlich aus pflanzlichen Lebensmitteln aus biologischem Anbau, die etwa zur Hälfte roh verzehrt werden müssen. Damit erhält der Körper alle zur Steigerung der Abwehr und Normalisierung des Stoffwechsels notwendigen Vitalstoffe. Fette müssen wegen ihrer krebsbegünstigenden Wirkung in der Diät stark reduziert werden; bevorzugt verwendet man hochwertige ungehärtete, nicht raffinierte oder erhitzte pflanzliche Öle und Fette. Von den tierischen Nahrungsmitteln sind die gesäuerten Milchprodukte sehr wichtig, auf alle anderen kann man verzichten oder sollte den Verzehr stark einschränken.

❸ Die Zubereitung der Krebsdiät muß so schonend und fettarm wie möglich erfolgen. Alle Zubereitungsformen, die dem Körper zu viel erhitztes Fett und/oder andere krebserzeugende Stoffe zuführen (vor allem Fritieren, Braten und Grillen über offenem Feuer), eignen sich nicht.

❹ Die Diät wird auf mindestens fünf kleine Portionen über den Tag verteilt, damit der Körper sie beschwerdefrei verdauen und verwerten kann. In schweren Fällen können anfangs 15 bis 30 kleinste Portionen in kurzen Abständen verabreicht werden, die gut vertragen und verwertet werden können.

❺ Körperliche Bewegung gehört unbedingt zur Krebstherapie, weil sie die Sauerstoffversorgung und -verwertung des Körpers im Zellstoffwechsel anregt und die Abwehrkräfte steigert. Darüber hinaus werden noch andere günstige Wirkungen diskutiert, die bisher jedoch noch nicht ausreichend geklärt sind.

❻ Das Bewegungsprogramm richtet sich stets nach dem individuellen Leistungsvermögen und sollte so früh wie möglich in die Krebstherapie eingebaut und allmählich gesteigert werden. Neben täglicher Gymnastik bilden sportliche Übungen mindestens dreimal wöchentlich die Grundlage des Trainings. Jogging wurde besonders gründlich erforscht und bewährt sich gut, aber auch alle anderen Sportarten zur Förderung der körperlichen Ausdauer eignen sich zur ergänzenden Krebstherapie. Darüber hinaus bietet der Alltag genügend Möglichkeiten zur körperlichen Aktivität, zum Beispiel Spaziergänge und Wanderungen.

Kritiker der biologischen Krebsmedizin behaupten zwar, daß auch ohne diese Grundbehandlung eine Heilung bei Krebs möglich ist. Aber die Chancen stehen besser, wenn man sich vollwertig ernährt und ausreichend bewegt. Das erfordert aktive Mitarbeit des Patienten, der dadurch wieder mehr Selbstvertrauen gewinnt und sich nicht länger als bloßes Objekt der Medizin fühlt; so werden auch seine seelischen Selbstheilungskräfte wieder aktiviert.

## Abwehrsteigernde Heilverfahren

Die Anregung der körpereigenen Abwehrkräfte spielt in der biologischen Krebstherapie eine wichtige Rolle. Grundsätzlich ist der Körper in der Lage, die Krebszellen als »Feinde« zu erkennen und zu vernichten. Bei größeren Tumoren wird die Abwehr aber meist überfordert – dagegen geht man zunächst am besten chirurgisch vor. Kleine Tochtergeschwülste und einzelne vom Ersttumor ausgesäte Zellen beseitigt die intakte Abwehr selbst, sofern es den entarteten Zellen nicht gelingt, sich rechtzeitig zu »tarnen«.

★

Die nachstehenden Heilverfahren verfolgen alle das Ziel, die Körperabwehr so zu stärken, daß sie sich erfolgreich mit der Krebskrankheit auseinandersetzt; die Enzyme können überdies das Fibrinnetz, mit dem die Tumorzellen sich »tarnen«, wieder auflösen, so daß sie den körpereigenen Abwehrstoffen ausgeliefert sind. Allerdings gelingt es nicht immer, die Abwehr ausreichend zu aktivieren. Bei manchen Patienten mit fortgeschrittenen Geschwülsten reicht die Überlebenszeit dazu nicht mehr. Bei der Behandlung durch Strahlen und/oder zellteilungshemmende Arzneimittel wird die Abwehr zusätzlich geschwächt. Und auch dann, wenn die Grundbehandlung durch Krebsdiät und Bewegung nicht durchgeführt wird, bleibt die Abwehr trotz aller Bemühungen zu schwach. Dann kann auch der erfahrenste Therapeut nur noch lindern, aber nicht mehr heilen.

### *Enzym-Behandlung*

*Enzyme* sind als eine Art Katalysator an zahlreichen chemischen Lebensfunktionen beteiligt, die sie beschleunigen oder in die gewünschte Richtung lenken. Dazu gehen sie oft mit Vitaminen, Mineralstoffen und Spurenelementen eine Verbindung ein und können nur zusammen mit diesen wirksam werden.

Eine Gruppe von Enzymen, die der Körper selbst aus Eiweiß herstellt, ist in der Lage, das Eiweiß aufzulösen, mit dem sich die Krebszellen an gesunde Zellen anheften und vor den körpereigenen Abwehrstoffen »tarnen«. Sobald das gelungen ist, geht die Körperabwehr zum Angriff über und vernichtet die entarteten Zellen, die sie jetzt wieder als Schadstoffe erkennt. Auch bei der Vernichtung und dem Abtransport zurückbleibender Zelltrümmer mit dem Blut und der Lymphe wirken die Enzyme mit. Schließlich tragen sie auch noch dazu bei, die gestörten Stoffwechselfunktionen der Zellen wieder zu normalisieren.

★

Grundsätzlich können alle diese Aufgaben von den im Körper selbst produzierten Enzymen erledigt werden, und das ist wahrscheinlich auch meist der Fall, wenn einzelne entartete Zellen im Körper auftreten. Unterstützt werden sie dabei von Enzymen aus der Nahrung, die praktisch nur in Rohkost vorkommen, weil sei beim Erhitzen rasch zerstört werden. Den zahlreichen Zellen eines Tumors sind die körpereigenen Enzyme allein aber kaum gewachsen; zur Krebstherapie setzt man deshalb Enzym-Arzneimittel in hoher Dosierung ein. Je nach Einzelfall werden sie als Injektion, Zäpfchen oder Darmeinlauf verabreicht. Inzwischen gibt es auch Enzym-Dragees, die nicht schon vor Beginn ihrer Wirkung im Verdauungskanal zerstört werden. Die Verträglichkeit dieser Medikamente ist im allgemeinen auch bei Langzeitgebrauch sehr gut; gesunde Zellen werden dadurch nicht angegriffen. Ausnahmsweise führen sie zu allergischen Reaktionen, die eine Unterbrechung der Enzym-Therapie erfordern können.

★

Zusammen mit anderen biologischen Heilmitteln können Enzyme sogar ausgedehnte Geschwülste beseitigen. Aber darauf darf man nur hoffen, wenn eine chirurgische Entfernung nicht möglich ist. Hauptsächlich eignen sich die Enzyme nach der Operation gegen Tumorreste, bei der Operation ausgesäte Tochterzellen und gegen nicht operable Metastasen.

## *Thymus-Therapie*

Von der *Thymus-(Brust-)drüse*, die sich hinter dem Brustbein befindet und bei Tieren als Bries bezeichnet wird, wußte man lange Zeit sehr wenig. Man nahm sogar an, daß sie beim Erwachsenen keine Funktionen mehr erfüllt. Inzwischen steht fest, daß diese lange vernachlässigte Drüse für die Körperabwehr von größter Bedeutung ist.

Aus dieser neuen Erkenntnis, die man noch nicht in allen Teilen erklären kann, entwickelte die Biomedizin die Behandlung durch Thymus-Extrakte aus Kälberbries. Lange Zeit mußten sie eingespritzt werden. Heute gibt es auch Thymus-Dragees mit ähnlich guter Wirkung, die aber die Injektionstherapie nicht immer überflüssig machen.

★

Hauptsächlich wirken *Thymus-Extrakte* auf das retikulo-endotheliale System (RES), das im Mittelpunkt der Körperabwehr steht. Dazu gehören bestimmte Zellen in den Lymphknoten, der Leber, der Milz und im Knochenmark. Durch die Thymustherapie wird dieses Abwehrsystem stark angeregt und setzt sich aktiv mit der Krebskrankheit auseinander. Ergänzt wird die Thymus-Therapie meist durch andere biologische Heilverfahren; besonders die Enzyme eignen sich gut dazu, denn sie machen die Krebszellen empfindlicher für die durch Thymus-Extrakte angeregten Abwehrstoffe.

★

Nach den bisherigen Erfahrungen kann die *Thymus-Behandlung* nach Operationen und bei nicht mehr operablen, bestrahlten Tumoren erfolgreich eingesetzt werden, wobei sie auch den schlimmsten Strahlenschäden vorbeugt. Besser hilft sie allerdings oft, wenn überhaupt nicht bestrahlt wird.
In seltenen Einzelfällen führen Thymus-Extrakte zu unerwünschten Nebenwirkungen. Ob sie sich wegen der Schwere der Krebskrankheit rechtfertigen lassen oder die Behandlung deshalb abgebrochen werden muß, kann nur der Therapeut beurteilen.

## *Zellgewebstherapie*

Bis zum vorläufigen Verbot der *Zellgewebstherapie* durch Frisch- und Trockenzellen wurde dieses Heilverfahren in der Krebsbehandlung häufig mit gutem Erfolg eingesetzt. Die Risiken, die in wenigen Fällen auftraten, erklärten sich meist aus Behandlungsfehlern und kamen im Vergleich zu den Nebenwirkungen der schulmedizinischen Krebsmittel nur bei wenigen Patienten vor.

★

Auch nach dem Verbot muß auf diese Behandlungsform nicht ganz verzichtet werden, denn die homöopathisch zubereiteten Zellgewebe, von denen mit Sicherheit keinerlei Gefahren zu befürchten sind, können nach wie vor verwendet werden. Hauptsächlich gebraucht man Zellen des Binde-, Lymphgewebes und der krebskranken Organe in hoher Verdünnung (Potenzierung), um die Körperabwehr allgemein anzuregen und gezielt gegen die Krebszellen der betroffenen Organe zu richten. Außerdem erreicht man dadurch eine Normalisierung des Stoffwechsels der Krebszellen, lindert Bestrahlungsschäden, verkürzt nach Operationen die Genesungszeit und regeneriert die Organe. Selbst in schwersten Fällen läßt sich dadurch oft wenigstens für einige Zeit noch eine deutliche Besserung erzielen, die das Leben in menschenwürdiger Weise verlängert.

## *Andere Heilmittel*

Die Biomedizin kennt noch verschiedene andere abwehrsteigernde Heilverfahren. Sie wirken allerdings nicht so deutlich und gezielt wie die eben beschriebenen Verfahren, eignen sich also nur zur ergänzenden Behandlung.

★

Als besonders *abwehrsteigernd* erweisen sich verschiedene *homöopathische Mittel,* auf die wir im nächsten Kapitel eingehen werden. Hervorzuheben ist dabei die Heilpflanze *Echinacea* (Sonnenhut), die teils in homöopathischer Zubereitung, teils als nicht-homöopathischer Pflanzenauszug eingenommen oder eingespritzt wird. Besonders bei Krebskrankheiten, bei denen Verdacht auf eine Virusinfektion als Mitverursacher besteht, und bei Infekten, die sich wegen der Abwehrschwäche im Verlauf der Krebskrankheit einstellen, kommt Echinacea in Frage.

★

Ähnlich gut wirksam bei Virusinfektionen ist *Vincetoxicum* (Hundswürger, Schwalbenwurz), eine Heilpflanze, die außerdem auch noch vor den schlimmsten Bestrahlungsschäden schützt. Sie wird vorwiegend in homöopathischer Zubereitung verabreicht.

★

Kaltwasseranwendungen nach PFARRER KNEIPP, Sauna und die anderen allgemein abwehrsteigernden Maßnahmen, die weiter vorne schon bei der Krebsvorsorge genannt wurden, ergänzen die Krebstherapie.

★

Auch wenn verschiedene abwehrsteigernde Anwendungen vom Patienten selbständig durchgeführt werden könnten, muß vorher doch unbedingt der Therapeut befragt werden. Man kann dabei nämlich auch des Guten zuviel tun und muß dann mit erheblichen Nebenwirkungen rechnen.

## Krebsmittel der Homöopathie

Die Homöopathie, vor bald 200 Jahren von dem deutschen Arzt Dr. Samuel Hahnemann begründet, beruht auf einer zunächst verblüffenden Grundregel:

*Ähnliches soll mit Ähnlichem behandelt werden.*

★

In der Praxis bedeutet das, man gibt dem Kranken Arzneistoffe in hoher Verdünnung, die unverdünnt bei Gesunden Symptome hervorrufen, die denen des Kranken so weit wie möglich ähneln. Das klingt widersinnig und verhinderte bis heute, daß die Homöopathie allgemein anerkannt wird, läßt sich aber aus dem *»biologischen Grundgesetz«* erklären. Danach regen schwache Reize die Lebensfunktionen an, starke lähmen sie. Wenn der Kranke als schwachen Reiz hochverdünnte Arzneistoffe erhält, aktivieren sie seine Abwehrkräfte gezielt gegen die Krankheitsursachen, die als starke Reize am Anfang der Erkrankung standen.

★

Es führte zu weit, die Homöopathie im Rahmen dieses Buches ausführlicher zu erklären, dazu gibt es genügend Literatur* auch für medizinische Laien. Bezüglich der Wirksamkeit dieses völlig unschädlichen Heilverfahrens gibt es keine vernünftigen Zweifel mehr, sondern nur Unverständnis und Vorurteile. Wenn diese inzwischen langsam abgebaut werden, ist das nicht zuletzt wieder ein Verdienst von Dr. Veronika Carstens, die sich öffentlich für die Homöopathie einsetzt.

★

Auch bei Krebs können homöopathische Heilmittel mit guten Erfolgsaussichten eingesetzt werden, um die Körperabwehr anzuregen (zum Beispiel durch die zuvor genannten Heilpflanzen *Echinacea* und *Vincetoxicum* in homöopathischer Zubereitung), den gestörten Stoffwechsel der Krebszellen zu normalisieren, die Genesung nach der Operation zu beschleunigen und die Schädigung durch Bestrahlungen und zellteilungshemmende Arzneimittel zu verringern. Dazu kombiniert man die Homöopathie am besten mit anderen Naturheilverfahren.

* Ausführlich und gut verständlich informiert das Humboldt-Taschenbuch ht 553 »Homöopathie – Naturmedizin für jedermann« von Gerhard Leibold über diese Behandlungsform.

**Speziell gegen Krebs empfehlen sich vor allem folgende homöopathische Mittel:**

- ▷ Thymus- und andere Zellgewebsextrakte zur Abwehrsteigerung, die homöopathisch zubereitet werden und ähnlich gut wie die unverdünnten Extrakte wirken, aber praktisch nie zu Nebenwirkungen führen;
- ▷ zytosplasmatische Therapie, die keine ganzen Zellen, sondern nur bestimmte Zellteile aus der Thymusdrüse und anderen Organen zur Abwehrsteigerung und Stoffwechselnormalisierung verwendet und gleichfalls frei von Nebenwirkungen bleibt;
- ▷ Misteltherapie mit homöopathischen Zubereitungen aus dieser Heilpflanze, die in unterschiedlichen Stärken angeboten werden, so daß man die Behandlung genau dem Krankheitsverlauf anpassen kann; die Mistel wirkt zellteilungshemmend, schmerzlindernd und stabilisierend auf das vegetative Nervensystem und Seelenleben und verstärkt die Wirkung aller anderen Heilverfahren (siehe Kapitel »Heilpflanzen«);
- ▷ Nosodentherapie nach DR. RECKEWEG, bei der abgestorbene Krebszellen (Nosoden) in homöopathischer Zubereitung in Lymphknoten eingespritzt werden; dadurch »lernen« die Abwehrzellen des Lymphsystems ähnlich wie durch eine Impfung, welche Krebszellen sie im Körper bekämpfen müssen.

Die homöopathische Krebsmedizin arbeitet an weiteren Verbesserungen und Ergänzungen ihrer bisherigen Therapiemethoden. Für die Zukunft darf man von ihr wahrscheinlich wichtige weitere Therapieansätze, vielleicht sogar den endgültigen Sieg über die Krebskrankheiten erwarten. Aber schon heute gehört sie, kombiniert mit anderen Naturheilverfahren, zu den wichtigsten, wirksamsten Methoden. Selbst bei weit fortgeschrittener Krankheit kann sie noch Linderung, wenn nicht gar Heilung bewirken.

## Heilpflanzen gegen Krebs

»Eine so einfache Behandlung kann mir doch nicht mehr helfen«, meinen viele Krebskranke skeptisch, wenn man ihnen die Heilpflanzentherapie vorschlägt – und unterschätzen deren Möglichkeiten damit ebenso wie die meisten Schulmediziner. Dabei liegen genügend klinische Untersuchungsergebnisse vor, die vor allem den Wert der *Mistel* und *Roten Bete* eindeutig beweisen. Daneben überprüft man noch weitere Heilpflanzen auf ihre Tauglichkeit zur ergänzenden Krebstherapie.

## *Mistelextrakte*

Die *Mistel,* eine Halbschmarotzerpflanze, die auf Bäumen wächst und an deren Wasserversorgung teilnimmt, gehört zu den wichtigsten natürlichen Krebsheilmitteln. Ihre Wirkungsweise konnte noch nicht vollständig geklärt werden.

**Fest stehen die folgenden Hauptwirkungen bei Krebs:**

- ▷ Hemmung der Krebszellteilung ähnlich wie durch chemische Zytostatika, aber ohne deren gefürchtete Nebenwirkungen;
- ▷ Anregung der Körperabwehr, vor allem der Produktion weißer Blutkörperchen, die für die Krebsbekämpfung besonders wichtig sind;
- ▷ Verbesserung der Verträglichkeit und Wirkung der Strahlenbehandlung und/oder zellteilungshemmender Arzneimittel (wenn diese überhaupt erforderlich sind);
- ▷ Verbesserung des Allgemeinbefindens, Linderung der Schmerzen und Harmonisierung des vegetativen Nervensystems mit Aufhellung der bei Krebskranken häufigen Depressionen.

Dadurch kann die Mistel umfassender als jedes Arzneimittel der Schulmedizin die Krebskrankheit beeinflussen. Sie wird daher in der Biomedizin häufig zur Basistherapie neben anderen Heilverfahren eingespritzt. Die Einnahme durch den Mund ist bei Krebs nicht sinnvoll, weil wichtige Wirkstoffe im Verdauungskanal zerstört werden. Meist gebraucht man homöopathische Zubereitungen unterschiedlicher Stärke.
Begründet wurde die Misteltherapie bei Krebs von dem Anthroposophen RUDOLF STEINER. Seine Anhänger unter den Ärzten und Heilpraktikern führen die Wirkung der Mistel nicht allein auf die Abwehrsteigerung und Hemmung der Zellteilung zurück; mindestens ebenso wichtig ist für sie, daß die Heilpflanze die bei Krebs tiefgreifend gestörte Harmonie zwischen dem Gesamtorganismus und den einzelnen Zellen wieder herstellt, also die tiefliegendsten Krebsursachen beseitigt. Es würde zu weit führen, diesen Denkansatz hier noch weiter auszuführen; dazu muß man die geisteswissenschaftlichen Grundlagen der Anthroposophie genauer kennen.

## *Rote Bete*

Die *Roten Bete,* auch als rote Rüben oder Randen bezeichnet, sollten zur ergänzenden Krebsbehandlung immer regelmäßig und reichlich verwendet werden. Als Hauptwirkstoff enthalten sie einen roten Farbstoff, der den gestörten Stoffwechsel und die Sauerstoffverwertung in den Krebszellen wieder normalisiert. Neben diesem speziell krebsfeindlichen Wirkstoff wurden noch verschiedene andere Stoffe nachgewiesen, die indirekt ebenfalls mit zur Krebsheilung beitragen, wie der vitaminartige Leberschutzstoff *Cholin*, *Vitamin A* und *Vitamine der B-Gruppe*. Die günstige Wirkung der Roten Bete bei Krebs erklärt sich erst aus dieser natürlichen Vielfalt von Inhaltsstoffen, die einander ergänzen und verstärken.

★

Wissenschaftliche Untersuchungen vor allem durch den bekannten Berliner Krebsforscher Dr. Dr. Seeger und den ungarischen Arzt Dr. Ferenczi bestätigen ebenso wie die praktische Erfahrung den Wert der Roten Bete bei Krebskrankheiten. Da man sie zur Behandlung aber täglich in hoher Dosis einnehmen müßte, gebraucht man sie nicht nur als Salat, Saft und in milchsauer vergorener Form (alle diese Diätmittel gibt es im Reformhaus), sondern vor allem als Arzneimittel in Form von Konzentraten und Pulver. Diese Zubereitungen enthalten oft noch andere Bestandteile mit krebsfeindlicher Wirkung, insbesondere rechtsdrehende Milchsäure, Vitamin C zur Abwehrsteigerung, Eisen gegen die bei Krebskranken häufige Blutarmut und andere Vitalstoffe. Im Gegensatz zu Salaten und Säften lassen sich die Rote-Bete-Arzneimittel auch genau dosieren, stellen also sicher, daß der Körper die erforderliche Menge an Wirkstoffen erhält. Außerdem verhindern sie den Widerwillen gegen Rote Bete, der sich bei vielen Menschen dann einstellt, wenn sie Salate und Säfte täglich mehrmals in großen Mengen einnehmen müssen.

★

Die Behandlung erfolgt kurmäßig und sollte auch nach völliger Heilung zur Vermeidung von Rückfällen noch längere Zeit fortgesetzt werden.

## *Andere pflanzliche Krebsmittel*

Während die Wirkung der Mistel und Roten Bete bei Krebs heute recht genau untersucht und nachgewiesen ist, kann man bei anderen Heilpflanzen bisher nur tumorfeindliche Wirkungen vermuten.

**Dazu gehören:**

▷ *Ackerschachtelhalm* mit hohem Gehalt an Kieselsäure, die das für die Abwehrfunktionen wichtige Bindegewebe günstig beeinflußt;

- ▷ *Kalmus* mit allgemein kräftigender, verdauungsfördernder und abwehrsteigernder Wirkung, der vorwiegend bei Darm- und Bronchialkrebs angezeigt ist;
- ▷ Knoblauch, neben der Mistel vielleicht eine der wichtigsten Heilpflanzen gegen Geschwülste, der die Abwehr kräftigt und anregt, allgemein stärkend wirkt und überdies auch noch vor krebserzeugenden Stoffen (vor allem Benzpyrenen) schützen kann;
- ▷ Ringelblume, eine altbewährte Heilpflanze für die Haut, die bei Hautkrebs (vor allem geschwürig) empfohlen wird;
- ▷ Schafgarbe, hauptsächlich bei Krebs der weiblichen Unterleibsorgane geeignet, zusammen mit Kalmus aber auch bei Bronchialkarzinomen;
- ▷ Schöllkraut, eine Giftpflanze, die Haut- und Leberkrebs günstig beeinflußt und auch bei Leukämie manchmal noch hilft;
- ▷ Weidenröschen gegen Harnblasen- und Prostatakrebs.

Natürlich darf sich die Krebsbehandlung nie auf Heilpflanzen beschränken, wie es die österreichische Hausfrau MARIA TREBEN in unverantwortlicher Weise empfiehlt. Nach Verordnung des Therapeuten zur ergänzenden Krebstherapie eingesetzt, eignen sich pflanzliche Heilmittel* aber gut.

## Behandlung durch Überwärmung

Wenn der Körper bei einer Infektion seine Temperatur erhöht, dann ist das im Grunde kein zu bekämpfendes Symptom, sondern Ausdruck der erwünschten Abwehrfunktionen. Daher darf Fieber nie zu stark unterdrückt werden, sofern es nicht zu lange dauert oder zu hoch steigt.

★

Wegen der abwehrsteigernden Wirkung wurde *Heilfieber* früher oft künstlich zur Behandlung verschiedener Erkrankungen erzeugt. Heute hat diese Therapie zugunsten der chemischen Arzneimittel viel an Bedeutung verloren, obwohl sie nicht selten gerade bei chronischen Krankheiten die Heilung erst wieder in Gang bringen könnte. Auch gegen Krebs empfiehlt sich die *Fiebertherapie* oft. Wissenschaftliche Untersuchungen ergaben, daß Krebszellen auf

Fieber etwas empfindlicher als gesunde Zellen reagieren und ohne Schädigung der umgebenden Zellen vernichtet werden könnten. Hinzu kommt, daß Heilfieber die Abwehr anregt, Durchblutung und Stoffwechsel steigert. Besonders gute Ergebnisse erzielt man, wenn die Fiebertherapie durch *Ozon* ergänzt wird. Aber auch mit allen anderen biologischen Heilverfahren kann man sie kombinieren.

★

Es gibt heute zwei Möglichkeiten, um die Körpertemperatur künstlich zu erhöhen. Bei der *passiven Überwärmung* verwendet man inzwischen oft körpergroße Heizdecken oder beheizbare Spezialbetten. Zum Teil sind aber auch noch die altbewährten Fieberbäder gebräuchlich. Bei der *aktiven Fiebertherapie* wird die Wärme nicht von außen zugeführt, sondern durch Medikamente (zum Beispiel abgetötete Bakterien oder Schwefel) im Körper selbst erzeugt.

★

Die Überwärmungstherapie kann nur in der Klinik oder im Sanatorium durchgeführt werden. Da sie vor allem Herz und Kreislauf erheblich belastet, eignet sie sich nicht für alle Patienten; das muß je nach Einzelfall entschieden werden.

## Neuraltherapie gegen Schmerzen und Krankheitsherde

Da chronische Krankheitsherde die Abwehr blockieren, gehört zur biologischen Krebstherapie immer die Herdsuche und -sanierung. Erst danach können die anderen Heilmittel richtig wirken. Herde findet man vor allem an toten Zahnwurzeln, chronisch entzündeten Mandeln, Nasennebenhöhlen und in der Gallenblase; ferner können alte, durch Verletzungen, Impfungen oder Operationen entstandene Narben ähnlich wie die Krankheitsherde wirken.

An den betroffenen Körperzonen selbst müssen überhaupt keine Symptome auftreten. Die Herde lassen sich dann oft nur durch bioelektrische Messungen nachweisen.

★

Zur Behandlung der Krankheitsherde und Narben bewährt sich die *Neuraltherapie* gut. Dabei werden örtlich betäubende Arzneimittel eingespritzt, die oft noch andere Wirkstoffe enthalten. Schon nach einer einzigen Injektion können die Herde und Narben schlagartig und dauerhaft saniert sein. Aber das bleibt die Ausnahme; meist muß die Behandlung mehrmals wiederholt werden. Genügt das nicht zur Herdsanierung, werden zusätzlich andere Medikamente eingesetzt. Manchmal läßt sich auch die chirurgische Behandlung nicht umgehen. Sie hinterläßt allerdings wieder Operationsnarben, die erneut stören und eine weitere Behandlung erforderlich machen können.

★

Oft lindert die Neuraltherapie auch starke Schmerzen so gut, daß man auf die üblichen chemischen Schmerz- und Betäubungsmittel mit ihren erheblichen Nebenwirkungen ganz verzichten kann. Zumindest lassen sich diese Medikamente aber geringer dosieren, so daß ihre Risiken abgeschwächt werden.

## Seelische Behandlung bei Krebs

Da seelische Faktoren bei vielen (oder allen?) Krebskrankheiten eine Rolle spielen, gehört die psychische Betreuung unbedingt mit zur ganzheitlich-biologischen Krebstherapie. Sie fördert den Überlebenswillen, baut lähmende Ängste und Depressionen ab und wirkt indirekt – vermutlich über das vegetative Nervensystem und die Hormondrüsen – auch günstig auf die Abwehr und andere Körperfunktionen. Unter Umständen hängt die vollständige Heilung entscheidend von der seelischen Behandlung des Krebskranken ab. Trotzdem wird sie bei uns bisher noch sträflich vernachlässigt, während sie an amerikanischen Kliniken schon fast zur ergänzenden Routinebehandlung bei Krebs gehört.

★

Die seelischen Krebsursachen sind den Patienten im allgemeinen nicht mehr bewußt. Sie wurden ohne Verarbeitung ins Unbewußte verdrängt, weil sie zu stark belasteten und schmerzten; dadurch wurden sie aber keineswegs beseitigt. Unmerklich wirken sie aus dem Unterbewußten weiter und tragen mit zur Schwächung der Körperabwehr und Zellentartung bei. Außerdem fördern sie oft krebsbegünstigende Gewohnheiten, vor allem Rauchen und Alkoholmißbrauch.

★

Das Ziel der *Psychotherapie* besteht darin, diese Krebsfaktoren wieder bewußt zu machen, damit sie verarbeitet werden können und dadurch ihren schädlichen Einfluß verlieren. Ferner lernen die Patienten während der Therapie, ihre Krebskrankheit nicht zu verdrängen, sondern bewußt anzunehmen und dagegen zu kämpfen. Untersuchungen aus England beweisen, daß sich dadurch die Überlebenschancen deutlich erhöhen (zum Teil von 20 % auf 80 %).

Die fachmännische seelische Betreuung muß so früh wie möglich beginnen, am besten gleich mit der Diagnose, damit sie seelisch verkraftet wird und nicht zur Verzweiflung und Hoffnungslosigkeit führt. Grundlage der Psychotherapie bilden oft die *tiefenpsychologischen Gespräche.* Unter Anleitung des Fachmanns gewinnt der Patient dabei allmählich Einsichten in die Wurzeln seiner Krankheit, kann sie verarbeiten und danach sein Verhalten sinnvoll ändern. Ähnlich arbeitet die klassische Psychoanalyse nach SIGMUND FREUD, die aber meist jahrelang dauert und bei Krebs nur bedingt in Frage kommt.

★

Gut bewährt hat sich die *Gruppenpsychotherapie* mit sechs bis zwölf Krebskranken, die unter Anleitung eines Therapeuten gemeinsam ihre Probleme erkennen und verarbeiten. Gleichzeitig kann in dieser Gruppe sinnvolleres soziales Verhalten eingeübt werden, das die Patienten zukünftig davor bewahrt, zwischenmenschliche Konflikte zur Erhaltung der intakten äußeren Fassade zu verdrängen und sich dabei selbst aufzugeben (das ist eine der typischen seelischen Krebsursachen). Und nicht zuletzt verhindert die Gruppentherapie auch die soziale Isolierung, die vielen Krebskranken im Alltag droht, weil die gesunde Umwelt sich von ihnen aus falscher Scheu zurückzieht.

★

Eine Art »Gruppentherapie im kleinen« wird bei der *Familien-* und *Partnertherapie* betrieben. Sie empfiehlt sich dann, wenn die Krebserkrankung mit familiären und Partnerkonflikten in Zusammenhang steht und/oder durch den Krebs solche Konflikte ausgelöst wurden.

★

Die neuen *Körperpsychotherapien,* darunter vor allem die Bioenergetik des amerikanischen Therapeuten ALEXANDER LOWEN, sollen die übersteigerte Herrschaft des Verstandes über den Körper beseitigen, die im abendländischen Kulturkreis auf eine lange Tradition zurückblickt, also die Ganzheit von Körper, Seele und Geist wieder herstellen. Dabei werden verschiedene körperliche Übungen, Atemgymnastik und Massagen mit der Psychotherapie kombiniert. Diese Behandlung hilft auch mit, gesundheitsschädliche Gewohnheiten wie falsche Ernährung, Bewegungsmangel und Genußmittelmißbrauch zu überwinden, weil die Patienten lernen, ihre körperlichen Bedürfnisse richtig zu befriedigen und alles zu vermeiden, was dem Körper schadet.

Besonders gut hilft oft die *Hypnose*, wenn ihre Möglichkeiten vom erfahrenen Fachmann richtig genutzt werden. Im Zustand tiefer Trance lassen sich – ähnlich wie bei tiefenpsychologischen Gesprächen oder der Psychoanalyse, aber wesentlich schneller – die seelischen Krebsursachen erkennen und verarbeiten. Darüber hinaus können die Selbstheilungskräfte gezielt angeregt, Ängste und Depressionen beseitigt und Schmerzen ohne Arzneimittel gelindert werden. In der eigenen Praxis, wo regelmäßig Hypnoseseminare mit Krebskranken stattfinden, erwies sich diese Therapie immer wieder als eine der am besten wirksamen seelischen Hilfen. Nach beendetem Seminar kann die Therapie als Selbsthypnose fortgesetzt werden.*

★

Neben der Hypnose wird in den Seminaren auch noch eine speziell gegen Krebs entwickelte Methode erlernt, die in USA nachweislich die Überlebenszeit von Krebskranken um rund 100% erhöhte. Begründet wurde sie von dem amerikanischen Arzt Dr. Simonton und seiner Frau, der Psychologin Matthews-Simonton. Diese Therapie motiviert zur aktiven Mitarbeit bei der Krebsbehandlung, leitet zur Einsicht in die Zusammenhänge zwischen lebensgeschichtlicher Entwicklung und Krankheit und zum richtigen Umgang mit Ängsten und Schmerzen an, bringt Körper, Geist und Seelenleben wieder in harmonischen Einklang miteinander, verbessert die sozialen Beziehungen und lehrt, durch Entspannung und Meditation die Abwehrkräfte gezielt gegen die Krebskrankheit zu lenken.

★

Auch wenn der Krebspatient heute noch damit rechnen muß, mit seinem Wunsch nach seelischer Behandlung oft auf taube Ohren zu stoßen, sollte er sich dadurch nicht von der Behandlung abhalten lassen. Sie geht während der Nachsorge nahtlos in die Selbsthilfe über. Die Beweise für die Bedeutung der Psychotherapie bei Krebs sind so überzeugend, daß es fast schon als »Kunstfehler« anzusehen ist, wenn sie vernächlässigt wird. Manchmal kann allein die Heilkraft des Seelenlebens sogar in scheinbar aussichtslosen Fällen noch zur Heilung führen, in jedem Fall aber die Wirkung anderer Heilverfahren verbessern. Und das Wichtigste ist – die Psychotherapie bewahrt den Kranken vor lähmender Verzweiflung und nutzlosem

* Informationen zu diesen Seminaren erhalten Sie unter dem Stichwort »Krebshilfe« gegen Einsendung eines Freiumschlags bei Gerhard Leibold, Postfach 210737, D-7500 Karlsruhe 21.

Selbstmitleid. Er lernt, die Krankheit als eine schwerwiegende Krise seines Lebens anzunehmen und daran zu reifen. So bekommt der Krebs einen Sinn für das weitere Leben.

Auch für den Fachmann ist es immer wieder erstaunlich, wie gut die seelische Behandlung bei Krebskranken den Überlebenswillen und die übrigen Behandlungsmethoden wirksam unterstützen kann.

Ein Beispiel soll das stellvertretend für zahlreiche ähnliche Fälle verdeutlichen:

◆ *Vor drei Jahren war der Patientin ein Teil des Magens, kurz danach wegen eines Zweittumors der restliche Magen entfernt worden. Im weiteren Verlauf bildeten sich Darmmetastasen, die ebenfalls chirurgisch und durch Strahlen behandelt wurden. Schließlich traten Lebermetastasen auf, und eine Operation kam nicht mehr in Frage. Die Ärzte gaben der Patientin noch etwa ein halbes Jahr zu leben, eine Prognose, die sie fast in den Selbstmord trieb. Stark abgemagert, geschwächt und von Schmerzen geplagt, kam sie in die Praxis. Unter bitterem Schluchzen brach es aus ihr heraus: »Warum muß ausgerechnet mich diese Krankheit treffen? Mein ganzes Leben habe ich mich für andere aufgeopfert, immer zurückgesteckt und alles geschluckt. Das ist so ungerecht.« Sie meinte damit nicht nur ihre Krankheit, sondern auch die Erfahrung, daß ihre Familie und die Bekannten sie schon »abgeschrieben« hatten.*

*Viele Krebskranke erleben, daß die Mitwelt sich zurückzieht, wenn sie am meisten auf sie angewiesen sind. Das trägt natürlich nicht zu ihrem Überlebenswillen bei. Hier bietet sich der Ganzheitstherapie ein wichtiger Ansatzpunkt. Die Gesprächspsychotherapie, mit der im obigen Fall sofort begonnen wurde, half der Patientin, das Verhalten ihrer Angehörigen und Bekannten zu verstehen, nicht auf sich selbst zu beziehen, sondern aus der verbreiteten Scheu vor Krebs zu erklären, hinter der sich die verdrängte Angst der Gesunden verbirgt. Diese Einsicht half ihr schon viel und machte sie bereit für positive Selbstbeeinflussung und Teilnahme an einer Selbsthilfegruppe für Krebskranke. Außerdem wurde zweimal wöchentlich Psychotherapie in der Praxis durchgeführt, um ihr die Ursachen ihrer Selbstaufopferung bewußt zu machen, die bis in die frühe Kindheit zurückreichten, und sie zu verarbeiten.*

*Diese Maßnahmen, zusammen mit Diät, Enzymen, Mistelinjektionen und homöopathischen Mitteln konsequent angewendet, heilten die Patientin innerhalb von knapp 15 Monaten vollständig. Seither sind gut drei Jahre vergangen, und sie unterzieht sich regelmäßig zweimal jährlich dem CCR-Krebstest; das Ergebnis fällt immer negativ aus. Dazu trägt die Frau selbst viel bei, indem sie eine leichte Diät einhält, nach wie vor in der Selbsthilfegruppe mitarbeitet und vor allem die positive Selbstbeeinflussung durchführt. Im Alltag hat sie gelernt, ihre eigenen Wünsche durchzusetzen, und führt jetzt – nach ihren eigenen Worten – ein erfüllteres Leben als je zuvor. Aus der Krise der Krebskrankheit hat die Patientin also vieles für sich gelernt und positiv verändert.*

## Weitere biologische Heilverfahren

Neben den bisher beschriebenen Naturheilmethoden setzt die Biomedizin vor allem noch *rechtsdrehende Milchsäure* und verschiedene *Vitalstoffe* zur Behandlung ein. Bei den meisten Krebspatienten ist außerdem eine Sanierung der Darmflora erforderlich. Schließlich kann man auch noch versuchen, die Zellatmung durch Ozon zu normalisieren.

### *Sanierung der Darmflora*

Es gibt kaum einen Krebskranken, bei dem die Darmkeimbesiedlung nicht gestört wäre. Das trägt mit zur Abwehrschwäche bei, stört den Zellstoffwechsel und belastet den Körper mit schädlichen Stoffwechselprodukten aus dem Darm. Deshalb gehört die Sanierung der Darmflora praktisch immer zur biologischen Krebstherapie.
Zum Teil normalisiert sich die Darmflora von selbst durch Krebsdiät mit ausreichend gesäuerten Milchprodukten, Sauerkraut und Vollkorngetreide. Diese Nahrungsmittel schaffen im Darm günstige Lebensbedingungen für die nützlichen Keime und werden von ihnen teilweise als »Futter« verwertet. Zugleich beugen sie zusammen mit Ballaststoffen der Darmträgheit vor, die auf die Darmflora ebenfalls schädlich wirkt.

★

Bei stärker beeinträchtigter Darmflora genügt das nicht. Dann empfiehlt sich ein Versuch mit *Milchzucker,* der im Gegensatz zum denaturierten weißen Industriezucker in der Krebsdiät erlaubt ist (er süßt aber kaum). Neben dem Aufbau der Darmflora fördert er ebenfalls auf natürliche Weise ohne schädliche Reizung der Darmschleimhaut die regelmäßige Stuhlentleerung.

Schwere Störungen der Darmflora können dadurch immer noch nicht zufriedenstellend behandelt werden, sondern erfordern eine *medikamentöse Symbioselenkung.* Dazu verordnet der Fachmann Arzneimittel, die Darmkeime und/oder ihre Stoffwechselprodukte enthalten. Dadurch wird die Keimbesiedlung des Darms bald wieder aufgebaut.
Mit der Sanierung der Darmflora bessert sich auch die Verwertung der Nahrung und das Allgemeinbefinden.

## *Rechtsdrehende Milchsäure*

Von der Milchsäure war schon mehrfach die Rede, denn sie spielt bei der Krebsentstehung, -vorsorge und -therapie eine wichtige Rolle. Sie kommt in der rechtsdrehenden *L (+)* und linksdrehenden *D (−) Form* vor, die sich wie Bild und Spiegelbild zueinander verhalten. Dieser Unterschied im Aufbau der Milchsäure erscheint geringfügig, ist aber sehr bedeutsam.

★

In gesunden Zellen und in der intakten Darmflora entsteht nur rechtsdrehende Milchsäure. Sie regt die normale Sauerstoff-Zellatmung an, normalisiert den Stoffwechsel, stabilisiert das Säure-Basen-Gleichgewicht im Körper, fördert die Entgiftung und neutralisiert teilweise die schädliche linksdrehende Milchsäure. In den Krebszellen und in der gestörten Darmflora dagegen entwickelt sich überwiegend D (−) Milchsäure. Sie bildet sich bei der beginnenden Entartung des Zellstoffwechsels und fördert den Übergang zum typischen Gärungsstoffwechsel weiter; ihre Ausscheidung erfolgt nur langsam und verbraucht außerdem Mineralstoffe, so daß es zu Mangelzuständen kommt, außerdem stört sie auch noch das für die Körperfunktionen wichtige Säure-Basen-Gleichgewicht im Körper.

★

Zur Krebsbehandlung wird rechtsdrehende Milchsäure in so hoher Dosis benötigt, daß man sie mit milchsauren Nahrungsmitteln nicht ausreichend zuführen kann. Dazu stehen Arzneimittel zur Verfügung, die mit zur Normalisierung der Zellatmung, anderer Stoffwechselfunktionen und des natürlichen Säure-Basen-Gleichgewichts beitragen, die Entgiftung anregen, den Aufbau der gesunden Darmflora fördern und vor allem auch die schädliche linksdrehende Milchsäure neutralisieren können. Dadurch wird der abnorme Gärungsstoffwechsel allmählich normalisiert und die Krebsheilung gefördert.

Zusätzlich sollte rechtsdrehende Milchsäure mit der Krebsdiät verabreicht werden. Dazu eignen sich hauptsächlich gesäuerte Milchprodukte aus dem Reformhaus, die so zubereitet wurden, daß der Gehalt an L (+) Milchsäure überwiegt, ferner Sauerkraut und gesäuerte Rote-Bete-Zubereitungen. In der Regel wird auf der Verpackung solcher Lebensmittel angegeben, daß sie bevorzugt rechtsdrehende Milchsäure enthalten.

## *Ozon, der »Super-Sauerstoff«*

Atemluft enthält neben zweiwertigem Sauerstoff ($O_2$) Spuren des dreiwertigen Sauerstoffs *Ozon* ($O_3$), ein chemisch sehr reaktionsfreudiges Gas, das in zu hoher Konzentration giftig wirkt. Es kommt vor allem in den oberen Schichten der Atmosphäre vor und bildet dort einen Schutzschild gegen bestimmte schädliche Sonnenstrahlen. Da dieser Schutzschild vor allem durch den Gebrauch von Spraydosen mit Fluorkohlenwasserstoffen als Treibmittel zunehmend zerstört wird, befürchten Fachleute, daß in absehbarer Zeit eine wahre Hautkrebswelle auf uns zukommt. Nur ein Verbot der Fluorkohlenwasserstoffe, das im Augenblick noch schwer durchsetzbar ist, kann dem noch vorbeugen. Bis eine solche Regelung endlich eingeführt wird, sollten wir auf Spraydosen verzichten.

★

In der Medizin nutzt man Ozon zur Verbesserung der *Sauerstoffversorgung* und *-verwertung* in den Zellen. Dazu wird das Gas zum Beispiel eingespritzt oder als Einlauf in den Darm verabreicht. Auch bei Krebs hat sich diese Ozontherapie gut bewährt. Der Gärungsstoffwechsel kann dadurch wieder normalisiert werden. Besonders vorteilhaft ist dabei, daß von dem dreiatomigen Sauerstoff ein aktives Sauerstoffatom abgespalten wird, das im Zellstoffwechsel auch bei Störungen der Atmungsfermente (die bei Krebs immer bestehen) wirksam ist. Deshalb bessert die Ozontherapie allmählich die Zellfunktionen und macht die in den Zellen angesammelten Schlacken und Giftstoffe durch »Verbrennung« unschädlich.

★

Die Ozonbehandlung muß unbedingt vom erfahrenen Therapeuten durchgeführt werden, sonst hilft sie nicht zufriedenstellend oder verursacht sogar erhebliche Nebenwirkungen. Da es auf diesem Gebiet auch Scharlatane gibt, muß man sich vor Behandlungsbeginn vergewissern, daß der Therapeut sein Handwerk versteht.

## *Vitamine, Mineralstoffe und Spurenelemente*

Die richtig zusammengestellte Krebsdiät enthält reichlich Vitalstoffe, die den Bedarf decken, darüber hinaus können einige aber ergänzend als Arzneimittel verabreicht werden. Sie sind aber meist in so hoher Dosis erforderlich, daß Nebenwirkungen auftreten können; deshalb bleibt die Verordnung dem Therapeuten vorbehalten. Nach praktischer Erfahrung wirken diese Vitalstoffe besonders gut, wenn sie miteinander und mit Enzymen kombiniert werden.

★

*Selen,* ein in zu hoher Dosis giftiges Spurenelement, gewinnt in letzter Zeit bei Krebs immer mehr an Bedeutung. Erste positive Erfahrungen damit sammelte man zwar schon 1911; danach geriet Selen aber weitgehend in Vergessenheit. Nachdem man 1943 dann feststellte, daß hohe Selendosen bei Tieren Leberkrebs verursachen, dachte man überhaupt nicht mehr an einen therapeutischen Einsatz. Neueste Untersuchungen ergaben aber, daß die Wirkung von Selen hauptsächlich von der Dosierung abhängt; in geringen Mengen (am besten homöopathisch) verwendet, beugt es der Tumorentstehung vor und ergänzt wirksam die Krebstherapie.

**Das erklärt sich hauptsächlich aus folgenden Wirkungen im Körper:**

▷ Anregung der Körperabwehr und Entgiftung von Umweltschadstoffen, vor allem Blei, Kadmium und Quecksilber;

▷ Schutz vor den Folgen radioaktiver Strahlung und anderer Einflüsse, welche die Erbinformationen in den Zellen stören;

▷ Entschärfung der »freien Radikalen« (Molekülbruchstücke), die mit zur Krebsentstehung beitragen;

▷ Schutz der Leberzellen vor Alkohol-, Arzneimittel- und Umweltgiftschädigung;

▷ Normalisierung des Stoffwechsels in den Krebszellen zusammen mit dem Enzym *Glutathionperoxidase*.

Insgesamt scheint der ausreichend mit Selen versorgte Körper krebsfördernden Einflüssen besser zu widerstehen und bei bestehenden Krebserkrankungen in seiner Selbstheilungstendenz unterstützt zu werden. Auch wenn man natürlich keine »Wunder« von Selen erwarten darf, wird es in der biologischen Krebstherapie der Zukunft doch maßgeblich beteiligt sein. Die verordnete Dosis muß wegen der Giftwirkung strikt eingehalten werden.

*Vitamin A* wurde vor allem in den USA und in Indien gründlicher bei Krebs untersucht. Dabei ergab sich, daß es hauptsächlich bei Krebs der Atmungsorgane helfen kann. Abgesehen von seiner schleimhautschützenden Wirkung regt es offenbar die Körperabwehr derart an, daß die Geschwülste sich nicht mehr weiter ausbreiten oder sogar zurückbilden können. Ähnliche Wirkungen des Vitamins beobachtete man auch bei einigen Krebsformen der Unterleibsorgane und kann sie grundsätzlich bei Hautkrebs erwarten. Aber dazu liegen bisher noch keine so eindeutigen Erfahrungen vor. Vitamin A gibt es zwar als rezeptfreies Arzneimittel, aber es kann bei längerer hochdosierter Einnahme giftig wirken. Deshalb darf die *Vitamin-A-Krebstherapie* mit hohen Dosen niemals eigenmächtig, sondern nur nach fachmännischer Verordnung durchgeführt werden. Mögliche Nebenwirkungen, die sich nach dem Absetzen des Vitamins vollständig zurückbilden, können bei Krebs bis zu einem gewissen Grad in Kauf genommen werden.

★

Mit *Vitamin C* erzielte man zum Teil ebenfalls gute Behandlungsergebnisse. Hier sind besonders die Untersuchungen des zweifachen amerikanischen Nobelpreisträgers PROFESSOR LINUS C. PAULING herauszustellen, der das Vitamin bei Krebs in extrem hohen Dosen (bis zu 50 g und mehr täglich) verabreicht. Diese Menge kann durch den Mund kaum aufgenommen werden, weil es sonst zu erheblichen Schäden an den Zähnen und der Magenschleimhaut kommt; deshalb wird sie überwiegend eingespritzt. Nach den bisherigen Erfahrungen trifft es nicht zu, daß derart hohe Vitamin-C-Dosen nur »den Urin versäuern«, weil sie ungenutzt rasch wieder über die Nieren ausgeschieden werden. Vielmehr kann der Körper bei Krankheiten offenbar weit höhere Vitamin-C-Dosen verwerten, als bisher angenommen wurde.

Die Wirkung des Vitamins C bei Krebs erklärt sich aus seiner abwehrsteigernden Wirkung und der Normalisierung des Zellstoffwechsels. Darüber hinaus werden weitere Wirkungsmechanismen diskutiert. Bei Tumoren im Frühstadium kann der Vitalstoff nach den praktischen Versuchen zur völligen Krebsheilung führen, bei weit fortgeschrittener Krankheit immerhin noch oft für lange Zeit einen Stillstand des Tumorwachstums oder die teilweise Rückbildung und eine deutliche Verlängerung des Lebens bewirken. Wegen der extrem hohen Dosierung muß aber auch das rezeptfrei erhältliche Vitamin C stets vom Fachmann verordnet werden.

★

Ähnlich gute Erfahrungen liegen mit *Vitamin E* vor, das am besten kombiniert mit Vitamin A und/oder C angewendet wird, weil sich diese Vitalstoffe in ihren Wirkungen ergänzen und verstärken. Vitamin A wird durch Vitamin E im Körper vor zu schnellen chemischen Veränderungen geschützt, wirkt also länger und stärker. Vitamin C wird durch Vitamin E in seiner abwehrsteigernden Wirkung verstärkt. Außerdem vermindert Vitamin E die Bildung der krebsbegünstigenden Molekülbruchstücke (Radikale), beeinflußt den Sauerstoffverbrauch des Körpers positiv, regt die Durchblutung an, stabilisiert die Zellwände, damit sie krebserzeugende Stoffe besser abweisen können, und scheint auch noch eine Rolle bei der korrekten Zellteilung zu spielen. Das alles empfiehlt Vitamin E zur unterstützenden Krebsgrundbehandlung. Dazu muß es allerdings mit ausreichend hochungesättigten pflanzlichen Fettsäuren eingenommen werden (s. a. »Krebsdiät« S. 99ff.).

★

Schließlich dürfen die *Vitamine der B-Gruppe* nicht vergessen werden, insbesondere Vitamin $B_2$ zur Normalisierung der Zellatmung. Nach Verordnung des Therapeuten kann man sie als Arzneimittel hochdosiert verwenden. Noch besser bewähren sich aber oft Diätmittel mit *Hefejungzellen.* Sie enthalten neben Vitaminen der B-Gruppe auch noch Selen und viele Enzyme. In wissenschaftlichen Untersuchungen zeigte sich, daß Hefejungzellen mit zur Normalisierung des Gärungsstoffwechsels und Entgiftung des Körpers beitragen und über Lymphsystem, Milz und Knochenmark die Abwehrkräfte anregen. Dabei kann das gesunde Bindegewebe der Umgebung keilförmig in den Tumor einwachsen, so daß er zerfällt und von anderen Abwehrstoffen vollständig beseitigt werden kann.

★

Manchmal ist es auch sinnvoll, die Krebsdiät durch *Multi-Vitamin-Arzneimittel* zu ergänzen, die alle wichtigen Vitamine – zum Teil außerdem Mineralstoffe und Spurenelemente – enthalten. Dadurch wird der Körper förmlich mit Vitalstoffen überschwemmt, kann sich wieder gegen Krankheitsursachen zur Wehr setzen und die Störungen der Stoffwechselfunktionen beseitigen. Diese Behandlung kommt nach Verordnung des Therapeuten vorwiegend bei Patienten in Frage, die infolge langjähriger Fehlernährung unter stärkeren allgemeinen Mangelzuständen leiden.

**Zusammenfassung**

❶ Die biologische Krebsmedizin verwendet verschiedene altbekannte und moderne Naturheilverfahren, um die Krebsursachen zu beseitigen. Hauptsächlich geht es dabei um die Anregung der Körperabwehr und Normalisierung des Gärungsstoffwechsels.

❷ Abwehrsteigernde Arzneimittel versetzen den Körper wieder in die Lage, die Krebszellen zu vernichten. Dazu eignen sich vor allem Enzyme, Thymus- und andere Zellgewebsextrakte und homöopathische Heilmittel.

❸ Unter den Heilpflanzen sind Misteln mit zellteilungshemmender Wirkung und Rote Bete zur Normalisierung des Stoffwechsels hervorzuheben, ergänzt durch einige andere, die speziell bei bestimmten Krebsformen helfen. Allein auf pflanzliche Heilmittel darf man sich bei der Krebstherapie aber nicht verlassen.

❹ Überwärmung des Körpers schädigt die Krebszellen etwas früher als gesunde Zellen und regt zugleich die Abwehr- und Stoffwechselfunktionen an. Das künstliche Fieber wird entweder von außen durch passive Erwärmung oder aktiv im Körper selbst durch Arzneimittel erzeugt. Die anstrengende Behandlung kommt nicht bei allen Patienten in Frage.

❺ Krankheitsherde und Narben, welche die Abwehr lähmen, können durch Neuraltherapie ausgeschaltet werden, bei Bedarf ergänzt durch andere Medikamente und Operationen. Zur Neuraltherapie werden örtlich betäubende Arzneimittel eingespritzt, die auch gut schmerzlindernd wirken.

❻ Die ergänzende seelische Behandlung soll möglichst gleich nach der Krebsdiagnose beginnen und die unbewußten Krankheitsursachen wieder bewußt machen, damit sie verarbeitet werden können. Neben Gesprächstherapie, Gruppenpsychotherapie, Familien-, Partnertherapie und Hypnose eignet sich dazu besonders gut die *Simonton-Methode,* die speziell für Krebskranke entwickelt wurde. Von der seelischen Betreuung kann die völlige Heilung maßgeblich mit abhängen.

❼ Da bei vielen Krebskranken Störungen der Darmflora bestehen, muß sie unbedingt saniert werden. Außerdem trägt rechtsdrehende Milchsäure zur Verbesserung des Zellstoffwechsels und der dreiatomige Sauerstoff Ozon zur normalen Sauerstoff-Zellatmung bei. Schließlich können auch noch verschiedene Vitalstoffe, allen voran das Spurenelement Selen, die biologische Krebstherapie unterstützen.

Im Vergleich zur Schulmedizin bietet die Biomedizin also wesentlich mehr Therapiemöglichkeiten. Die Behandlung kann individuell dem Zustand des Patienten angepaßt und entsprechend dem Krankheitsverlauf geändert werden, um alle Krebsursachen allmählich zu beseitigen. Deshalb sind die Heilungsaussichten auch günstiger als bei der reinen, einseitig nur gegen den örtlichen Tumor gerichteten Behandlung der offiziellen Medizin.

# Krebsnachsorge verhütet Rückfälle

Nach der Beseitigung des Ersttumors und der Nachbehandlung von Tochterzellen und Metastasen wird der Patient meist ohne weitere Verhaltensregeln aus der schulmedizinischen Behandlung entlassen. Gewöhnlich rät man ihm, regelmäßig zur Nachuntersuchung zu gehen; bei Krebs der Verdauungsorgane wird zum Teil noch eine Diät verordnet (die aber nichts mit der biologischen Krebsdiät zu tun hat). Aber damit erschöpft sich die Nachsorge schon.
Dabei übersieht man, daß die Krebskrankheit noch lange nicht ausgeheilt ist. An den Ursachen der Zellentartung konnte die erfolgreiche Operation, Bestrahlung oder medikamentöse Behandlung nichts ändern. Sie bestehen fort und können im Laufe von Monaten bis Jahren zu Rückfällen an der gleichen oder einer anderen Körperregion führen. Deshalb kommt der richtigen Nachsorge größte Bedeutung zu. Sie ähnelt weitgehend der Krebsvorsorge für Gesunde, die schon eingehend beschrieben wurde (vgl. S. 65ff.).

## Eigenverantwortung nach abgeschlossener Krebstherapie

Den größten Teil der Maßnahmen, die nach beendeter Therapie zur Nachsorge über längere Zeit erforderlich sind, muß der Patient selbständig durchführen. Das kommt dem Wunsch einer wachsenden Zahl von Menschen entgegen, mehr Verantwortung für ihre Gesundheit zu übernehmen, und hilft ihnen bei der Bewältigung der Angst vor einem Rückfall, weil sie nicht passiv einfach warten müssen, wie es weitergeht. Andererseits lehrt aber die Erfahrung, daß viele die Nachsorge im Lauf der Zeit immer nachlässiger durchführen, weil sie sich gesund fühlen. Das kann ohne Folgen bleiben, sich aber auch durch einen schweren Rückfall rächen, der vielleicht nicht mehr heilbar ist.

Natürlich bedeutet *Krebsnachsorge* nicht, daß man das ganze Leben lang ständig daran denken und sich jeden Genuß verkneifen muß. So ein Leben wäre kaum noch lebenswert, eine dauernde Frustration, die das Krankheitsrisiko eher wieder steigert. Der »Faktor Lebensfreude« darf in der Krebsnachsorge nicht zu kurz kommen. Aber einige gesundheitsgefährdende Gewohnheiten, denen man vor der Krankheit unkritisch folgt, dürfen nicht mehr einreißen. Dazu müssen Alternativen gefunden werden, die verhindern, daß man im Lauf der Zeit doch wieder »rückfällig« wird.

★

Es empfiehlt sich, die Nachsorge mit einer *Kur* unter fachmännischer Aufsicht einzuleiten, die sich an den biomedizinischen Grundsätzen orientiert und auf die eigenverantwortliche Nachsorge vorbereitet. Sie muß vor allem zur gesunden Ernährung und ausreichenden Bewegung anleiten und Möglichkeiten der seelischen Krebsnachsorge aufzeigen. Solche Kuren können auch ambulant in Verbindung mit einem Urlaub durchgeführt werden.*

Solche ambulanten Kuren bieten den Vorteil, daß die Teilnehmer sich nicht mehr als Kranke fühlen, die eine Behandlung über sich ergehen lassen, sondern bereits den ersten Schritt in die Eigenverantwortung tun können. Dann fällt ihnen später der Übergang in den Alltag wesentlich leichter.

## Vollwertige Ernährung – gesunde Lebensweise

Krebsnachsorge erfüllt den gleichen Zweck wie die Vorsorge: Stärkung der Körperabwehr und Normalisierung des Stoffwechsels auf Dauer, um erneuter Tumorbildung vorzubeugen und einzelne entartete Tochterzellen oder Metastasen aus eigener Kraft zu vernichten. Hauptsächlich erfordert das vollwertige Ernährung, genügend körperliche Bewegung und Vermeidung aller krebsfördernden Stoffe.

---

* Der Autor dieses Buchs veranstaltet regelmäßig Nachsorge-Seminare, die je nach Einzelfall eine bis mehrere Wochen dauern und neben den oben genannten Maßnahmen die medikamentöse und psychotherapeutische Nachsorge einschließen; Informationen dazu erhalten Sie gegen Einsendung eines Freiumschlags mit dem Stichwort »Krebsnachsorge« bei Gerhard Leibold, Postfach 210737, D-7500 Karlsruhe 21.

## Ernährung nach Krebs

Es erübrigt sich, die Grundsätze krebsfeindlicher Ernährung hier nochmals ausführlich zu beschreiben, dazu gilt sinngemäß, was weiter vorne (vgl. S. 64ff. u. 99ff.) bei der Krebsvorsorge und Krebsdiät ausgeführt wurde.

**Die wichtigsten Regeln für die Nachsorgediät lauten:**

1. Alle Nahrungsmittel sollen möglichst aus giftfreiem biologischem Anbau und naturgemäßer Tierhaltung stammen, damit sie keine vermeidbaren krebsbegünstigenden Rückstände enthalten.
2. Der Anteil der Fleischwaren wird stark reduziert, häufiger als einmal täglich dürfen sie nicht verzehrt werden.
3. Von den Fetten führt man täglich höchstens 60 g zu, davon sind nochmals 15 bis 20 g als versteckte, in den Nahrungsmitteln enthaltene Fette abzuziehen; den Bedarf decken vorwiegend kaltgepreßte, ungehärtete, nicht erhitzte pflanzliche Fette.
4. Eiweiß führt man mit Sojazubereitungen, anderen pflanzlichen Eiweißträgern, gesäuerten Milchprodukten mit rechtsdrehender Milchsäure und höchstens zwei weichen Eiern wöchentlich zu; der Bedarf von 0,6 bis 0,8 g Eiweiß je kg Körpergewicht am Tag darf nicht überschritten werden.
5. Im Mittelpunkt der Ernährung stehen pflanzliche Lebensmittel, von denen bis zu 50 % als Rohkost verzehrt werden; bei den Getreideprodukten muß stets beachtet werden, daß sie aus vollem Korn bestehen.
6. Zu meiden sind alle denaturierten Nahrungsmittel, die kaum noch lebenswichtige Vitalstoffe enthalten; dazu gehören Zucker, andere Süßigkeiten, Back- und Teigwaren aus Weißmehl, Konserven und Fertiggerichte, außerdem Räucher- und Pökelwaren, die auch noch krebserzeugende Stoffe enthalten.
7. Auch für die Getränke gilt der Grundsatz, daß sie naturbelassen sein sollen; bevorzugt verwendet man Mineralwasser, Kräutertee, Obst- und Gemüsesaft, nur sehr mäßig Schwarztee, Kaffee (beide nicht zu stark) und leichte Alkoholika (möglichst nicht jeden Tag); ungeeignet sind Limonaden, Säfte und andere Getränke mit Zucker und chemischen Zusätzen.
8. Zubereitet wird die Nahrung so schonend wie möglich, Rohkost immer frisch unmittelbar vor dem Anrichten, alles andere durch kurzes Kochen, Dünsten oder Grillen auf dem Elektrogrill; ungeeignet sind Braten, Fritieren und Grillen über offenem Feuer.

9 Die tägliche Nahrungszufuhr, die dem Kalorienbedarf entsprechen muß, damit weder Untergewicht noch Übergewicht entsteht, verteilt man auf drei größere und zwei kleinere Mahlzeiten über den Tag; werden diese noch nicht gut vertragen, nimmt man noch mehr kleinere Mahlzeiten zu sich.

Wie streng die Diät zur Krebsnachsorge eingehalten werden muß, hängt vom Behandlungsergebnis ab. Wenn der Ersttumor vollständig beseitigt wurde und kein Verdacht auf Metastasen besteht, genügt zur (am besten lebenslangen) Nachsorge die weiter vorne bei der Vorsorge beschriebene Kost. Andernfalls hält man noch einige Zeit die strengere Krebsdiät ein und geht allmählich zur vorbeugenden Ernährung über.

## Das tägliche Bewegungsprogramm

Auch zur Nachsorge spielt Bewegung eine wichtige Rolle. Die körperliche Belastung richtet sich nach dem individuellen Leistungsvermögen und wird allmählich entsprechend dem Trainingsfortschritt gesteigert. Abgesehen von den günstigen körperlichen Auswirkungen gibt die zunehmende Leistungsfähigkeit dem Patienten auch sein Selbstvertrauen wieder zurück; er lernt dadurch, daß er trotz der überstandenen schweren Krankheit ein aktives, erfülltes Leben führen kann.
Das Programm entspricht dem zur Krebsvorsorge und -therapie, besteht also aus zweimal täglich fünf bis zehn Minuten Gymnastik und mindestens dreimal wöchentlich je 30 Minuten Sport. Am besten trainiert man in der Gruppe, weil dann gleichzeitig soziale Kontakte gefördert werden.

★

Die Bewegungstherapie soll nicht allein zur Gesunderhaltung absolviert werden, sonst geben viele Menschen sie doch bald wieder auf. Als gesundes Hobby soll sie auch Spaß machen. Deshalb wählt man Sportarten, die persönlich gefallen. Als einzige Einschränkung ist zu beachten, daß sie keine plötzlichen kurzen Kraftanstrengungen erfordern dürfen, sondern die Ausdauer trainieren müssen. Diese Bedingung erfüllen vor allem *Jogging, Schwimmen* und *Radfahren.*

★

Jede *Überforderung* muß vermieden werden. Man kann den ungeübten Körper nicht zwingen, plötzlich zehn Minuten lang Gymnastik oder eine halbe Stunde Sport zu absolvieren. Er rächt sich dafür mit einem unerwünschten kräftigen Muskelkater, wenn es nicht gar zu weiteren ernsten Folgen bis hin zum Herz-Kreislauf-Versagen kommt. Durch regelmäßiges maßvolles Training gelingt es aber allmählich selbst nach jahre- bis jahrzehntelanger Bewegungsarmut doch wieder, in eine dem Lebensalter entsprechende körperliche Form zu kommen.

★

Das Bewegungsprogramm sollte ebenfalls lebenslang als Schutz vor Krebsrückfällen und vielen anderen Krankheiten beibehalten werden.

## Vermeidung krebsfördernder Genußmittel und anderer Schadstoffe

Unentbehrlich zur Krebsnachsorge ist der Verzicht auf alle Genußmittel mit krebsfördernder Wirkung. Das gilt vor allem für Nikotin und »harte« Alkoholika. Normalerweise wird man davon während der Behandlung in der Klinik automatisch entwöhnt und entgiftet. Deshalb fällt es nach der Entlassung nicht mehr schwer, weiterhin darauf zu verzichten, denn der erste, schwerste Schritt ist bereits getan. Es gibt aber immer wieder Situationen im Alltag, in denen man (selbst nach jahrelanger Abstinenz) doch wieder versucht ist, zu Zigaretten und/oder »harten« Alkoholika zu greifen. Dagegen gibt es kein Patentrezept. Jeder muß versuchen, auf eine ihm entsprechende Weise damit fertig zu werden. Und wenn die Selbstkontrolle irgendwann einmal doch zusammenbricht, hilft nur die erneute Entwöhnung, notfalls unter Anleitung eines Therapeuten.

★

Darüber hinaus müssen je nach Einzelfall auch noch andere krebsfördernde Stoffe gemieden werden. Die *vollwertige Ernährung* aus biologischem Anbau hilft dabei, weil sie nur die unvermeidlichen Umweltgifte enthält. Bei *schädlichen Ausdünstungen* in der Wohnung können Renovierungsarbeiten erforderlich werden. Vielleicht hilft aber auch nur noch der Wohnungswechsel. Darüber berät der baubiologisch orientierte Fachmann.

★

Schließlich muß auch noch an *Karzinogene* am Arbeitsplatz gedacht werden. Wenn dagegen kein wirksamer Schutz möglich ist, sollte der Arbeitsplatz gewechselt werden. Dabei helfen die Arbeitsämter mit ihren medizinischen Beratungsdiensten, vielleicht auch die Berufsgenossenschaften oder Gewerkschaften. Normalerweise wird es aber möglich sein, die Karzinogenbelastung am Arbeitsplatz wenigstens so weit zu vermindern, daß keine unzumutbare Gefährdung mehr besteht. Man muß die vorhandenen Schutzvorrichtungen aber auch konsequent anwenden, was viele Arbeitnehmer zwischendurch aus Nachlässigkeit oder Bequemlichkeit immer wieder einmal vergessen.

## Ständige Aktivierung der Abwehrkräfte

Vollwertige Ernährung und ausreichend Bewegung an der frischen Luft genügen oft, um die Körperabwehr ständig zu aktivieren. Dann kann sie einzelne entartete Zellen, die immer wieder einmal im Körper auftreten, sofort erkennen und vernichten.

★

In der ersten Zeit nach der Krebsbehandlung und zwischendurch bei besonderen Belastungen kann es aber erforderlich werden, die Abwehrkräfte zusätzlich anzuregen. Dazu muß man nicht gleich auf Arzneimittel zurückgreifen. Auch *Kneippsche Kaltwasseranwendungen* und *Sauna* härten gut ab. Hinzu kommen *vernünftige Bekleidung,* mit der man sich bei jedem Wetter an der frischen Luft bewegen kann, und nicht zu hohe Raumtemperatur, damit man nicht verweichlicht. Darüber berichteten wir weiter vorne bereits bei der Vorsorge und Therapie (vgl. S. 64 ff. u. 92 ff.).

★

Wenn die Abwehrkräfte stärker geschwächt sind, kann der Therapeut verschiedene Naturheilmittel verordnen. Insbesondere *homöopathische Mittel* und *Echinacea* gehören dazu, aber auch die *Thymus-Therapie.* Dragees mit *Thymus-Extrakt* sollten im Rahmen der Nachsorge in der ersten Zeit nach dem Ende der Behandlung ohnehin noch vorsorglich und auch später zwischendurch immer wieder einmal kurmäßig (etwa sechs bis acht Wochen lang) verabreicht werden, um die Schwächung der Abwehr zu vermeiden.
Übertreiben darf man die Abwehrsteigerung aber auch nicht, sonst drohen unerwünschte überschießende Reaktionen.

## Regelmäßige Kontrolluntersuchungen

Wie beim Ersttumor gilt auch für Rückfälle und Tochtergeschwülste, daß die Heilungsaussichten desto günstiger sind, je früher sie erkannt und behandelt werden. Regelmäßige Kontrolluntersuchungen, deren Häufigkeit und Umfang der Therapeut bestimmt, gehören deshalb mit zur Krebsnachsorge. Grundsätzlich sollten sie sich nicht auf die Umgebung der früheren Geschwulst beschränken, sondern als Generaluntersuchung durchgeführt werden. Neben schulmedizinischen Diagnosemethoden empfiehlt sich der *CCR-Test,* der Stoffwechselveränderungen im frühesten Stadium anzeigt, lange ehe es zum neuen Tumor kommt.

★

Anfangs werden die Untersuchungen in kürzeren Abständen durchgeführt, später genügt es meist, wenn man sich alle vier bis sechs Monate vorsorglich gründlich untersuchen läßt. Schließlich kann man zur üblichen jährlichen Vorsorgeuntersuchung übergehen, wenn keine verdächtigen Befunde erhoben werden. Treten zwischen den Untersuchungsterminen ungewöhnliche Symptome als mögliche Krebsfrühwarnzeichen auf, wartet man selbstverständlich nicht bis zur nächsten fälligen Routineuntersuchung, sondern läßt sie sofort klären.

★

Im Lauf der Zeit neigen viele ehemalige Krebskranke dazu, die Kontrolluntersuchungen zu vernachlässigen, da sie sich wieder vollkommen gesund fühlen. Das kann verhängnisvoll enden, wenn deshalb eine neue Geschwulst viel zu spät erkannt wird. Zwar bietet die hier beschriebene Nachsorge einigen Schutz vor Rückfällen; aber völlig sicher kann man sich nicht fühlen. Und gerade diejenigen, die nicht mehr regelmäßig zur Kontrolluntersuchung gehen, vernachlässigen häufig auch die anderen Maßnahmen der Krebsvorsorge. Unbewußt steht dahinter oft der Versuch, die frühere Krankheit zu verdrängen. Diese Neigung zur Verdrängung belastender Lebenserfahrungen gehört wiederum zu den typischen seelischen Krebsfaktoren. Krebsnachsorge erfordert deshalb auch, die Augen nicht vor der Erkrankung zu verschließen, sondern sie als Krise anzunehmen und zu verarbeiten. Das erhöht die Motivation, alle anderen notwendigen Nachsorgemaßnahmen konsequent durchzuführen.

## Seelische Krebsnachsorge

◆ *»Der Professor warf bei der Visite nur einen Blick auf mich, sagte etwas zu den anderen Ärzten, und dann gingen alle weiter. Da wußte ich, daß ich über dem Berg bin, sonst hätten sie mich ja gründlich untersucht.« Mit diesen Worten beginnt eine Krankengeschichte, die so unwahrscheinlich klingt, daß man sie für eine schlechte Erfindung halten müßte, wäre sie nicht sorgfältig dokumentiert. Dem Patienten ging es nach diesem Erlebnis bei der*

*Visite tatsächlich von Tag zu Tag besser, und er konnte entgegen aller Prognosen bald als vollständig geheilt entlassen werden. Aber diese Heilung stellte die Ärzte vor ein Rätsel: Denn der Professor war nicht so rasch weitergegangen, weil sich der schwer krebskranke Mann auf dem Weg der Besserung befunden hätte, sondern er hatte nur zu den begleitenden Ärzten »moribund« bemerkt, also aussichtslos. Der Patient verstand das nicht, faßte wieder Mut und wurde gesund.*
*Was sich in seinem Körper abspielte, welche Kraft in ihm durch die Hoffnung geweckt wurde, kann heute noch niemand erklären. Aber es gibt auch keine Zweifel mehr daran, daß allein die Seele selbst bei hoffnungslosen Krebskrankheiten noch zur Heilung führen kann. Dazu gibt es in der Fachliteratur noch verschiedene andere Beispiele.*

Wenn das Seelenleben sogar kurz vor dem Tod noch die entscheidene Wende herbeiführen kann, wieviel besser kann es dann helfen, wenn die akute Lebensgefahr beseitigt ist, also in der Krebsnachsorge! Eingeleitet wird die Psychotherapie oft durch den Fachmann, denn die Wurzeln der Krebskrankheit reichen oft weit in die Kindheit zurück und lassen sich ohne Hilfe nur schwer wieder bewußt machen und verarbeiten. Aber auch während dieser Therapie leistet der Patient die Hauptarbeit schon selbst, denn die notwendigen Lernvorgänge sind nur durch eigene Einsicht möglich. Der Therapeut weist dazu lediglich die richtigen Wege.

★

Nachdem die Lernprozesse in Gang gekommen sind, kann die Behandlung oft selbständig fortgesetzt oder die fachmännische Therapie zumindest durch eigene Arbeit an der Persönlichkeit ergänzt werden. Dazu eignen sich vor allem positive Selbstbeeinflussung in tiefer Entspannung, Anti-Streß-Training und die Gruppentherapie ohne Therapeuten in der Selbsthilfegruppe.

## Entspannung und Selbstbeeinflussung

Der Patient, von dem eingangs die Rede war, beeinflußte sich unbewußt selbst durch die Hoffnung, die er aus dem Verhalten der Ärzte (wenn auch unberechtigt) schöpfte. Indem er sich so verhielt, als wäre er auf dem Weg der Besserung, leitete er diese entgegen aller Erwartungen tatsächlich ein.
Dieses »so tun als ob« gelingt allerdings nicht allen Menschen, und seine Wirkung bleibt bei einer so ernsten Krankheit wie Krebs zu unsicher. Zuverlässiger hilft die *bewußte positive Selbstbeeinflus-*

*sung in tiefer Entspannung,* weil sich das Unterbewußte in diesem Zustand für positive Vorstellungen öffnet, sie annimmt, behält und bei ausreichend langer Wiederholung schließlich automatisch verwirklicht.

★

Am besten bewährt sich zur tiefen Entspannung das *Autogene Training,* dessen systematischer Aufbau das selbständige Lernen erleichtert. Es besteht aus sechs Grundübungen, die innerhalb von zwölf Wochen zur völligen Entspannung führen. Am Anfang steht die Vorstellung von Schwere in einem Arm, in dem man nach zwei Wochen zusätzlich Wärme erzeugt. Dadurch entspannen sich Muskeln und Blutgefäße. Ohne weiteres Zutun dehnen sich diese beiden Zustände allmählich auf den restlichen Körper aus (Generalisierung). Nach vier Wochen beginnt die Herzübung, die oft auch den bei Krebskranken verbreiteten Ängsten entgegenwirkt. Wenn der Herzschlag im Verlauf von zwei Wochen harmonisiert wurde, geht man zur Atemübung weiter. Sie beruhigt und vertieft die oft hektische Kurzatmung, indem sie dem natürlichen Atemrhythmus wieder zur Geltung verhilft, und verbessert allmählich die Sauerstoffversorgung. In den nächsten beiden Wochen stellt man sich Wärme im Leib und in den letzten 14 Tagen leichte Kühle auf der Stirn vor. Damit ist die Entspannung abgeschlossen und kann durch fortgesetztes Üben immer weiter vertieft werden. Der Geübte ist in der Lage, sich bei Bedarf in kürzester Zeit überall tief zu entspannen.

★

Schon während des *Grundtrainings,* aber nicht vor der Atemübung, kann man sich zusätzlich positiv selbst beeinflussen. Dazu überlegt man sich zwei Ziele, formuliert eine positive Vorstellung davon und prägt sich diese in tiefer Entspannung 30mal hintereinander im Geist ein. Die Formulierungen müssen den individuellen Bedürfnissen angepaßt werden, sonst wecken sie unter Umständen innere Widerstände. Bei Krebs verwendet man im allgemeinen positive Vorstellungen von Gesundheit, Wohlbefinden und Leistungsfähigkeit, ergänzt durch weitere Formeln, die sich beispielsweise gegen Ängste, Depressionen, Schmerzen oder gesundheitsgefährdendes Verhalten (etwa Rauchen) richten.

★

Die Wirkung solcher Vorstellungen kann sich schon nach wenigen Übungen bemerkbar machen und muß dann nur noch stabilisiert und verbessert werden. Nicht selten dauert es aber auch längere Zeit, ehe sie sich erfüllen.

Autogenes Training und Selbstbeeinflussung können nur helfen, wenn *richtig und regelmäßig geübt* wird. Die Technik erlernt man möglichst im Einzel- oder Gruppenkurs unter fachmännischer Anleitung. Nur wenn dazu wirklich keine Gelegenheit besteht, kann man Autogenes Training auch selbständig nach einem Buch* einüben. Auch die positive Selbstbeeinflussung bespricht man mit dem Therapeuten oder richtet sich nach den Ratschlägen eines entsprechenden Buches. Anfänger üben täglich mindestens zweimal, besser dreimal. Für Fortgeschrittene kann einmal am Abend vor dem Einschlafen genügen. Nach Möglichkeit sollten sie aber auch mindestens zweimal am Tag trainieren.

★

Durch positive Selbstbeeinflussung in tiefer Entspannung kann man Krebs umfassend nachbehandeln. Die körpereigene Abwehr wird besser, die Atmung tiefer und ruhiger, Ängste und Depressionen verschwinden, Lebensmut und Lebensfreude kehren zurück, man erkennt die seelischen Krebsursachen und kann sie allmählich beseitigen. Verbessert wird die Wirkung, wenn man nach einiger Zeit die Oberstufe des Autogenen Trainings unter fachmännischer Anleitung erlernt. Sie kann die Selbstheilungskräfte des Seelenlebens ungeahnt steigern und empfiehlt sich deshalb vor allem bei schweren, nicht vollständig ausgeheilten Krebskrankheiten zur Nachsorge, sobald man die sechs Grundübungen des Autogenen Trainings beherrscht.

★

Als Alternative zum Autogenen Training eignen sich noch verschiedene andere Techniken zur Entspannung und Selbstbeeinflussung. Einige Bedeutung erlangte die indische *Yoga-Meditation.* Sie kann im Einzelfall besser zusagen, weil sie nicht so streng logisch-systematisch wie Autogenes Training aufgebaut ist. Das verbessert unter Umständen die Wirkung, erhöht aber auch die Wahrscheinlichkeit von Fehlern beim Üben. Erlernt wird Yoga unter fachmännischer Anleitung oder nach einem Buch.*
Ähnlich wie Autogenes Training ist die *progressive Relaxation* aufgebaut, die im angloamerikanischen Sprachraum weiter verbreitet ist, inzwischen aber auch bei uns mehr Anhänger findet. Ihr Vorteil besteht darin, daß man sich die Entspannung nicht nur vorstellt, sondern durch bewußte Anspannung und Lösung der Muskulatur tatsächlich erlebt. Das hilft dann, wenn man sich allein

* Hierzu empfehlen wir die Humboldt-Taschenbücher ht 336 »Autogenes Training«, ht 466 »Selbsthilfe durch Autogenes Training«, ht 510 »Durch Autogenes Training zur Meditation«, ht 82 »Yoga«, ht 588 »Yoga für Frauen«.

durch Vorstellungen weniger gut entspannen kann. Außerdem kennen wir noch zahlreiche andere Techniken, die aber bisher weniger Bedeutung erlangten; deshalb findet man auch nur schwer einen Therapeuten zur Anleitung.

★

Wenn der Fachmann im Rahmen der Krebstherapie die *Simonton-Behandlung* durchführt, erlernt man dabei in der Regel auch Autogenes Training. Nach abgeschlossener Therapie wird es zusammen mit den erlernten anderen Hilfen der Simonton-Methode dann selbständig zur Nachsorge angewendet. Diese Kombination eignet sich besonders gut, weil sie speziell für Krebskranke entwickelt wurde, erfordert aber anfangs immer fachmännische Anleitung.

## Anti-Streß-Training

Krebs wird durch Streß begünstigt und bedeutet selbst immer Streß, denn auch wenn er vollständig ausgeheilt wurde, bleibt Angst vor Rückfällen und Metastasen doch für lange Zeit bestehen. Hinzu kommt der psychosoziale Streß, den viele Krebskranke erleben, weil sich die gesunde Umwelt aus falscher Scheu oft von ihnen zurückzieht. Zusammen mit dem unvermeidlichen Streß des Alltags überfordern solche Belastungen und schwächen dann vor allem die Abwehrkräfte. Deshalb gehört auch das Anti-Streß-Training mit folgenden Maßnahmen zur Krebsnachsorge:

❶ Vermeiden von überflüssigem Streß durch kritische Analyse des Tagesablaufs und Veränderung aller unnötigen streßreichen Verhaltensweisen. Dazu gibt es keine Rezepte, jeder muß selbst feststellen, was er sich alles an unnötiger Arbeit und Sorge aufbürdet, um diese dann konsequent abzubauen. Insbesondere sollte man sich um mehr Toleranz gegenüber anderen bemühen, Konflikte offen austragen und lösen, Entscheidungen nicht auf die lange Bank schieben, positive Zukunftserwartungen entwikkeln und die Freizeit sinnvoll ausfüllen.

❷ Kontrolle der Streßreaktionen, die zwar nicht dem Verstand und Willen unterliegen, aber durch positive Selbstbeeinflussung beim Autogenen Training oder einer anderen Entspannungsmethode zu beherrschen sind; dadurch verhindert man unter anderem die krebsbegünstigende Schwächung der Körperabwehr.

❸ »Abhärtung« gegen Streß, indem man dem vorwiegend geistig-seelischen, schädlichen Streß des Alltags den gesunden, einfachen körperlichen Streß beim Sport entgegensetzt. Dadurch erhöht sich allmählich die Streßtoleranzschwelle; man erträgt also mehr Streß ohne Gesundheitsrisiko.

★

Neben diesen drei Schritten zur Streßbewältigung, die man unter fachmännischer Anleitung oder nach einem geeigneten praktischen Ratgeber* erlernt, muß der ehemalige Krebskranke vor allem noch mit der streßreichen Erfahrung seiner lebensbedrohlichen Krise und der begleitenden Angst fertig werden. Dabei hilft positive Selbstbeeinflussung im *Autogenen Training*, insbesondere die *Simonton-Methode*. Allerdings setzt das voraus, daß man nicht versucht, die frühere Krebskrankheit zu verdrängen. Trotz aller damit verbundenen Ängste muß man sie bewußt annehmen, etwa mit der Einstellung »ich war krebskrank und bin (werde) vollkommen gesund«. Indem man sich eine solche positive Vorstellung einprägt, bewältigt man die Krise allmählich dauerhaft und kann danach wieder frei von ihrem schädlichen Streß leben.

★

Besonders problematisch wird oft der zwischenmenschliche Streß, da viele Gesunde wegen ihrer eigenen, nicht eingestandenen Krebsängste sich von den Patienten zurückziehen und außerdem auch nicht recht wissen, wie sie sich ihnen gegenüber verhalten sollen. Wenn einem an der Fortsetzung der sozialen Kontakte gelegen ist, hilft dagegen nur die offene Aussprache; die Initiative dazu muß vom Patienten selbst ausgehen. Das erfordert etwas Mut, denn man geht das Risiko ein, nicht verstanden und zurückgewiesen zu werden. Aber das klärt wenigstens die Verhältnisse und macht den Weg frei für neue, positivere soziale Beziehungen. Auch wenn die Ablehnung zunächst schmerzt, ist sie dem ständigen negativen Streß einer unbefriedigenden Beziehung, die den Krebs als Tabu ausklammert, immer vorzuziehen.

## Selbsthilfegruppen nach Krebs

Seit einigen Jahren wachsen die Selbsthilfegruppen wie Pilze aus dem Boden. Das entspricht dem zunehmenden Bedürfnis vieler Menschen, mehr Verantwortung für ihre Gesundheit zu übernehmen. Die Erfolge dieser Gruppen bestätigen ihre Bedeutung auch in der Krebsnachsorge. Deshalb stehen viele biologisch orientierte Fachleute solchen Initiativen, die sich als Ergänzung der Therapie

---

* Praktische Ratschläge zur Streßbewältigung bietet das Humboldt-Taschenbuch ht 452 »Streß vermeiden« von Gerhard Leibold.

verstehen, aufgeschlossen gegenüber. Neben den unmittelbar Betroffenen gründen auch immer mehr Angehörige solche Gruppen, um gemeinsam ihre mit der Krankheit verbundenen Probleme zu bewältigen.

★

Selbsthilfegruppen leisten gruppentherapeutische Arbeit ohne Psychotherapeuten. Es empfiehlt sich aber oft, die Gruppenarbeit unter fachmännischer Anleitung in Gang zu bringen und danach völlig unabhängig weiterzuarbeiten. Jeder ehemals Krebskranke sollte für längere Zeit an solchen Gruppensitzungen teilnehmen. Das hilft ihm, die Ursachen seiner Krankheit zu erkennen und zu verarbeiten, seine Ängste zu bewältigen und der sozialen Vereinsamung zu entgehen. Besonders die sozialen Beziehungen in der Gruppe, deren Mitglieder alle ein ähnliches Schicksal hinter sich haben, fördert die völlige Heilung und vermeidet Rückfälle.

★

Abgesehen von dieser psychotherapeutischen Arbeit bietet die Gruppe auch noch praktische Hilfe. Die gesammelten Erfahrungen aller mit den Alltagsproblemen erleichtern das Leben nach Krebs ebenso wie gemeinsame Unternehmungen, vor allem Sport. Der wichtigste Heilfaktor der Gruppe besteht aber zweifellos in der *sozialen Geborgenheit.* Die Erfahrung, von anderen mit allen Schwächen und Fehlern, die man früher vor der Umwelt zu verbergen suchte, uneingeschränkt angenommen zu werden, wirkt ungemein befreiend. Sie kann eine entscheidende Wende im Leben einleiten, die Krebs zur heilsamen, für die persönliche Entwicklung wichtigen Krise werden läßt.

★

Zwar wurde bisher noch nicht statistisch ermittelt, welchen Einfluß die Nachsorge in der Selbsthilfegruppe auf die Überlebensrate nach Krebs nimmt. Nach allen bisherigen Erfahrungen darf man aber davon ausgehen, daß die Heilungsaussichten dadurch deutlich verbessert werden. Sozial geborgen in der Gruppe, unterstützt und ermutigt von ihr, kann sich der einzelne viel besser gegen seine Krankheit wehren, als wenn er auf sich allein gestellt bleibt. Und wer den Kampf aufgenommen hat, verzweifelt auch dann nicht, wenn es einmal zu einem Rückschlag kommt.

★

Selbsthilfegruppen für Krebskranke bestehen heute schon in vielen größeren Städten. Ihre Anschriften erfährt man beim Therapeuten; oft stehen sie auch regelmäßig in der örtlichen Tageszeitung. Wenn man in der näheren Umgebung keine Gruppe findet oder alle besetzt sind, gründet man am besten selbst eine. Dazu genügt meist eine einzige Kleinanzeige in der Zeitung. Unterstützung dabei findet man oft schon bei Krankenkassen, städtischen und konfessionellen Hilfsdiensten, die für den Anfang vielleicht auch einen Therapeuten stellen.

**Zusammenfassung**

❶ Krebsnachsorge im Anschluß an die beendete Behandlung ist auch dann erforderlich, wenn der Ersttumor vollständig geheilt wurde, um die Grundursachen der Krankheit zu beseitigen und Rückfälle zu verhindern. Ihr Ziel besteht hauptsächlich in der Anregung der Körperabwehr, Normalisierung des Stoffwechsels und Verarbeitung seelischer Krebsfaktoren.

❷ Da die Nachsorge ähnliche Ziele wie die Vorsorge verfolgt, ähneln sich die notwendigen Maßnahmen weitgehend. Im Mittelpunkt steht die vollwertige Ernährung, ergänzt durch ausreichend Bewegung und Vermeidung aller krebsfördernden Stoffe.

❸ Bei Bedarf kann die körpereigene Abwehr durch Abhärtung und vom Therapeuten verordnete Arzneimittel angeregt werden. Grundsätzlich empfiehlt sich zu diesem Zweck nach Abschluß der Behandlung noch eine längere Kur mit Thymus-Dragees, die man später in regelmäßigen Abständen vorsorglich wiederholt.

❹ Regelmäßige Kontrolluntersuchungen sollen verhindern, daß Rückfälle und Metastasen zu spät erkannt werden. Die vom Therapeuten dazu bestimmten Termine müssen strikt eingehalten werden, auch wenn man sich wieder vollkommen gesund fühlt.

❺ Eine wichtige Rolle spielt die seelische Krebsnachsorge, bei der psychische Krebsfaktoren wieder bewußt gemacht und verarbeitet, Ängste bewältigt und soziale Beziehungen gepflegt werden sollen. Autogenes Training mit positiver Selbstbeeinflussung eignet sich gut dazu und schützt zugleich vor schädlichem Streß. Außerdem sollten alle Betroffenen längere Zeit in einer Selbsthilfegruppe mitarbeiten, in der die Probleme und Konflikte gemeinsam bewältigt werden, und die vor der sozialen Isolierung bewahrt.

# Anhang

## Adressenverzeichnis

Die nachstehend in alphabetischer Reihenfolge für den deutschsprachigen Raum aufgeführten Institutionen helfen Krebskranken bei der Suche nach einem qualifizierten, seriösen Therapeuten. Bei Anfragen legen Sie bitte ein ausreichend frankiertes, adressiertes Kuvert bei, bei Zuschriften aus dem Ausland einen Internationalen Antwortschein.

Anthroposophische Gesellschaft Deutschland
Heusenstamm 6
D-6000 Frankfurt 50 oder
Zur Uhlandshöhe 10
D-7000 Stuttgart 1

Anthroposophische Gesellschaft Österreich
Tilgnerstraße 3
A-1040 Wien

Bund für Volksgesundheit
Assmayergasse 42
A-1120 Wien

Bundesverband deutscher Ärzte für Naturheilverfahren
Hainstraße 9
D-8600 Bamberg

Deutsche Volksgesundheitsbewegung
Postfach 1160
D-5912 Hilchenbach

Deutscher Zentralverein homöopathischer Ärzte
Linkenheimer Landstraße 113
D-7500 Karlsruhe 31

Fachschaft deutscher Rutengänger
Sandweg 3
D-8411 Eilsbrunn

Fachverband deutscher Heilpraktiker
Heilsbachstr. 30
D-5300 Bonn 1

Frauenselbsthilfe nach Krebs
L 4, 9
D-6800 Mannheim 1

Freier Verband deutscher Heilpraktiker
Sonnenstraße 21
D-8000 München 2

Gesellschaft für biologische Krebsabwehr
Postfach 102549
D-6900 Heidelberg

Gesellschaft für Tumortherapie
Paulinenallee 32
D-2000 Hamburg 20

Gesellschaft zur Förderung der Krebstherapie
Am Eichhof
D-7532 Niefern-Öschelbronn 2

Gerhard Leibold-Institut für Biomedizin und Psychologie
Postfach 210737
D-7500 Karlsruhe 21

Kooperation deutscher Heilpraktikerverbände
Lindemannstraße 30
D-4000 Düsseldorf 1

Natur und Medizin – Frau Dr. Veronika Carstens –
Ahrstraße 45
D-5300 Bonn 2

Naturgemäße Krebsbehandlung
Clauberbergstraße 21
D-4100 Duisburg 1

Österreichische Arbeitsgemeinschaft für Volksgesundheit
Stubenring 1
A-1010 Wien

Österreichische Gesellschaft
für biologische und psychosomatische
Medizin
Wiener Straße 8
A-3425 Langenlebarn

Österreichische Gesellschaft für Volks-
gesundheit
Knödelhüttenstraße 20
A-1140 Wien

Österreichischer Naturheilverein
Liechtensteinstraße 11
A-1090 Wien

Schweizer Verein homöopathischer
Ärzte
Solothurnstraße 10–12
CH-2543 Lengnau/Bern

Schweizer Vereinigung für Volksge-
sundheit
Splügenstraße 3
CH-8027 Zürich

Schweizer Waerland-Bewegung
Postfach
CH-3086 Zimmerwald

Verein für ein anthroposophisch
erweitertes Heilwesen
Postfach 32
CH-4143 Dornach 2

Verein für ein erweitertes Heilwesen
Johannes-Kepler-Straße 58
D-7263 Bad Liebenzell-UL

Vereinigung anthroposophischer Ärzte
Kinderheim Sonnenhof
CH-4144 Arlesheim

Volksgesundheit Schweiz VGS
Postfach 563
CH-8027 Zürich

Waerland-Bewegung
Sporgasse 14/4/16
A-8010 Graz

Waerland-Bund
Postf. 2530
D-6800 Mannheim 1

Zentralverband der Ärzte für
Naturheilverfahren
Eichelbachstraße 61
D-7290 Freudenstadt 1-Kniebis

# Lexikon der medizinischen Fachausdrücke

**Aflatoxine,** Giftstoffe aus dem Schimmelpilz *Aspergillus flavus* mit krebserzeugender Wirkung

**AIDS,** Abkürzung für die im Lauf des Lebens durch Virusinfektion erworbene Abwehrschwäche, die vorwiegend beim Geschlechtsverkehr übertragen wird und bisher unheilbar ist; im Endstadium kann es zum Kaposi-Sarkom (siehe dort) kommen

**Anästhesie,** chirurgische Schmerzbetäubung, teils örtlich (siehe Lokalanästhetika), teils allgemein (siehe Narkose)

**Atmungsfermente** (Cytochromoxidase), Enzyme (siehe dort), zum Transport des Sauerstoffs von den roten Blutkörperchen bis zur Verbrennung der Nahrung im Zellstoffwechsel

**Atmungskette,** Gruppe miteinander in bestimmter Reihenfolge verketteter Enzyme (siehe dort), welche die bei der Verbrennung der Nahrung entstehende Energie so langsam weitergeben, daß es nicht zur stärkeren Erwärmung kommt, sondern chemische Energieformen entstehen

**Autogenes Training,** Entspannungstraining mit positiver Selbstbeeinflussung nach PROFESSOR J. H. SCHULTZ, bei dem die Entspannung durch bestimmte Vorstellungen herbeigeführt wird

**Autosuggestion,** Selbstbeeinflussung, zum Beispiel beim Autogenen Training (siehe dort)

**Bakterien,** Kleinstlebewesen in der Größenordnung zwischen 1 Tausendstel und 1 Zehntausendstel Millimeter, die zum Teil durch Infektion (siehe dort) Krankheiten verursachen

**Basaliom,** recht gutartig verlaufende Hautkrebsform

**Benzpyren,** krebserzeugender Stoff, der unter anderem in Teer und Zigarettenrauch enthalten ist

**Bilharziose,** Wurmkrankheit in Ägypten; die Wurmeier führen durch ständige Reizung der Blasenschleimhaut zu Harnblasenkrebs

**Bindegewebe,** Gewebeart, die nicht auf Druck beanspruchbar ist, wie Fettgewebe, Sehnen, Bänder und das zur Abwehr wichtige retikuläre Bindegewebe (siehe RES)

**Chemotherapie,** Behandlung durch chemische Arzneimittel, bei Krebs durch Zytostatika (siehe dort)

**Cytochromoxidase,** siehe Atmungsfermente

**Darmflora,** Besiedlung des unteren Dünndarms und Dickdarms mit nützlichen Bakterien (siehe dort), die unter anderem für die Verdauung, Abwehr und Produktion einiger Vitamine (siehe dort) zuständig sind

**Degeneration,** Entartung (bei Krebs der betroffenen Zellen)

**denaturieren,** Verändern des natürlichen Zustands, zum Beispiel beim Erhitzen der Nahrung, das meist mit einer Minderung des Vitamin- und Mineralstoffgehalts verbunden ist

**Depression,** Zustand der Niedergeschlagenheit, Schwermut und Hoffnungslosigkeit, bis hin zur Verzweiflung und Selbstmordabsicht

**Diagnose,** Erkennen von Krankheiten auf Grund typischer Beschwerden und Untersuchungsergebnisse

**Enzyme,** Eiweißstoffe, die im Körper an den meisten Stoffwechselkrankheiten beteiligt sind, die sie beschleunigen und/oder in eine bestimmte Richtung lenken; dazu verbinden sie sich oft mit anderen Vitalstoffen (siehe dort)

**Epithel,** Gewebe, das die oberflächlichsten Haut- und Schleimhautschichten bedeckt und auch einen Teil der Drüsen bildet

**Formaldehyd,** stechend riechendes Gas, das im Verdacht steht, Krebs zu erzeugen; unter anderem tritt es aus Spanplatten aus; in der Medizin nutzt man es zur Desinfektion

**Frustration,** Erlebnis der Enttäuschung, des Verzichts oder der Zurücksetzung

**Genitalien,** Geschlechtsteile

**geopathogen,** von der Erde ausgehende krankheitserzeugende Einflüsse, vor allem die umstrittenen »Erdstrahlen«

**Homöopathie,** Naturheilverfahren nach DR. HAHNEMANN, das die Abwehr durch hochverdünnte Mittel anregt, die unverdünnt bei Gesunden möglichst ähnliche Beschwerden verursachen

**Hormone,** körpereigene Wirkstoffe, die in Drüsen oder bestimmten Zellen und Geweben gebildet werden und bestimmte chemische Vorgänge im Körper steuern

**Hyperthermie,** Überwärmungsbehandlung des Körpers

**Hypnose,** schlafähnlicher Zustand tiefer Entspannung mit der Fähigkeit, positive Formeln des Fachmanns aufzunehmen, die sich dann im Alltag verwirklichen

**Immunschwäche,** Schwächung der Körperabwehrsysteme

**Infektion,** Ansteckung durch Eindringen von Krankheitserregern in den Körper

**infiltrativ** (invasiv), Eindringen meist bösartiger Geschwulstzellen in gesundes Gewebe

**Injektion,** Einspritzung von Arzneimitteln

**invasiv,** siehe infiltrativ

**Kanzerogene** (Karzinogene), krebserzeugende Stoffe

**Kaposi-Sarkom,** Krebskrankheit, die an der Haut beginnt und später innere Organe befällt; sie tritt selten auf und gehört zu den typischen Folgen der Abwehrschwächekrankheit AIDS (siehe dort)

**Karzinogene,** siehe Kanzerogene

**Karzinom,** bösartige Geschwulstkrankheit, die vom Epithel (siehe dort) ausgeht

**Konflikt,** Zwiespalt (Widerstreit) von Gefühlen, Motiven, Pflichten, Neigungen und ähnlichem

**Leukämie,** Blutkrebs

**Leukoplakie,** Weißschwiele, Vorkrebsform mit weißlich-körnigen Veränderungen an Schleimhäuten

**Lokalanästhetika,** örtlich betäubend wirkende Arzneimittel

**Lymphozyten,** weiße Blutkörperchen, die von zentraler Bedeutung für die Körperabwehr sind

**maligne,** bösartig (zum Beispiel bei Krebs)

**Melanom,** sehr bösartige Hautkrebsform

**Metastase,** Tochtergeschwulst

**Mineralstoffe,** nicht organische Bestandteile der Nahrung, die als Bestandteile von Enzymen (siehe dort) frei im Blut kreisend oder als Baustoffe für körpereigene Gewebe verwendet werden

**Motivation,** Grund (Anlaß) für Handlungen und Verhaltensweisen

**Mutation,** spontane Veränderung der Erbeigenschaften eines Lebewesens

**Narkose,** vollständige Betäubung zur Aufhebung der Schmerzempfindung

**Neoplasie,** Neubildung von Gewebe, Geschwulst

**Nitrosamine,** krebserzeugende Stoffe, die unter anderem im Zigarettenrauch und in Nahrungsmitteln vorkommen; zum Teil entstehen sie erst im Magen

**Pankreas,** Bauchspeicheldrüse

**Regeneration,** Heilung, Wiederherstellung
**RES** (retikulo-endotheliales System), Netzwerk bestimmter Bindegewebszellen vor allem in der Milz und den Lymphknoten, in dem sich verschiedene körpereigene Abwehrzellen befinden

**Papillom,** gutartige Geschwulst der Haut oder Schleimhaut, die entarten kann
**Polyp,** gutartige Geschwulst der Schleimhaut, die entarten kann
**Präkanzerose,** Vorkrebskrankheit (zum Beispiel Leukoplakie)
**psychisch,** seelisch
**psychosomatisch,** seelisch-körperlich, zum Beispiel körperliche Erkrankungen, die durch seelische Einflüsse entstehen
**psychosozial,** seelische Vorgänge, die im Zusammenhang mit gesellschaftlichen (zwischenmenschlichen) Einflüssen stehen
**Psychotherapie,** seelische Behandlung

**Sarkom,** bösartige Geschwulstkrankheit, die vom Bindegewebe (siehe dort) ausgeht
**Spinaliom,** bösartige Hautkrebsform
**Spurenelemente,** nicht organische Bestandteile der Nahrung, die im Gegensatz zu den Mineralstoffen (siehe dort) nur in winzigen Mengen benötigt werden; hauptsächlich wirken sie bei zahlreichen Stoffwechselprozessen mit
**Streß,** körperliche und/oder seelisch-geistige Belastung (Anstrengung), die zu zahlreichen Veränderungen führt; wenn diese sich nicht zurückbilden oder häufig wiederkehren, erzeugt Streß verschiedene Krankheiten, darunter auch Abwehrschwäche, die Krebs begünstigt
**Suggestion,** Übertragung bestimmter Vorstellungen, Meinungen, Überzeugungen und ähnlicher Inhalte auf andere, zum Beispiel während der Hypnose (siehe dort), aber auch selbständig (siehe Autosuggestion)
**Symbiose,** Zusammenleben zum gegenseitigen Nutzen, zum Beispiel Bakterien im Darm (siehe Darmflora)
**Symptom,** Krankheitszeichen

**Therapie,** Behandlung von Krankheiten

**Virus,** winziges Gebilde im Grenzbereich zwischen Bakterien und toter Materie, das durch Infektion (siehe dort) zum Teil Krankheiten verursacht
**Vitamine,** Ergänzungsstoffe der Nahrung, die keine Kalorien liefern, sondern für die Steuerung zahlreicher Stoffwechselprozesse erforderlich sind; dazu werden sie teilweise in Enzyme (siehe dort) eingebaut
**Vitalstoffe,** Oberbegriff für alle Ergänzungsstoffe der Nahrung, also Mineralstoffe, Spurenelemente und Vitamine (siehe dort)

**Zytostatika,** chemische Arzneimittel mit teilungshemmender Wirkung